私説 児童精神医学史

子どもの未来に希望はあるか

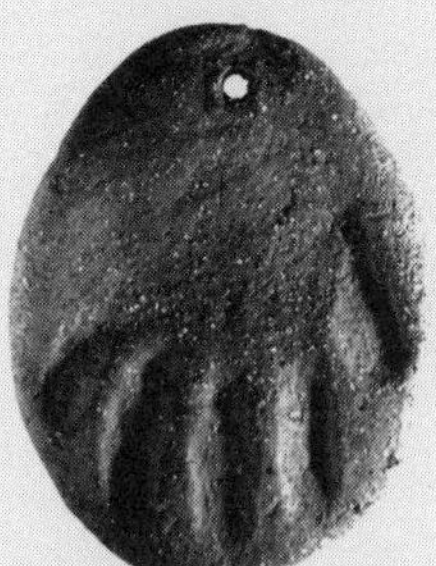

清水將之

金剛出版

私説　児童精神医学史　目次

第一部　子どもの未来を考える――7
第一章　子どものこれから、日本では　9
一　子どもという存在　9
二　子どもの捉え方、経年変化　10
三　子どもが少なくなったこと　16
四　学校精神保健　20
五　「子ども臨床」という表現に行きつくまで　23
第二章　不登校の歴史　31
第三章　子どもと災害　61
一　私の出逢った災害　61
二　一九九五年という経験　63
三　阪神・淡路大震災を経験した後に　68
四　三・一一という『想定内』の激甚災害　71
五　災害と学校　73
六　カタストロフィの捉え方　80
第二部　歴史という座標軸で子どもを考える――85
第四章　私説 児童精神医学史　87
一　歴史を辿るという行為の意味　87

「私説　児童精神医学史」　正誤表

頁	行	誤	正
27	1	社会教育学者	教育社会学者
34	後より4	研究者	研究書
35	1	(「現滋賀県」)	(現滋賀県)
38	10	言えないのです。	言えません。
38	後より5	だんだんに	だんだんと
40	9	台彎	台湾
41	4	十次さん	十次氏
47	1	障害	障碍
51	後より2	概念	用語
67	6	何気ない	さり気ない
67	7	での私の	で私の
67	後より6	容貌	相貌
70	9	台彎	台湾
70	後より4	高尾	高雄
73	後より2-1	置く	措く
98	9	神経病理学に	神経病理学で
128	7	温籍	温藉
144	図18	聖母子像	聖母子像（V.D. ウェイデン）
145	図19	聖母子	矢田地蔵縁起絵巻
145	図20	矢田地蔵縁起絵巻	図19の拡大図
146	図21		聖母子（ジオット）
147	図22	聖母子 、	紫式部日記絵巻
147	図23		図22の拡大図
146	7-8	＊＊＊	「ジオットは……財をなした画家です」を削除
172	後より5	継続し精神科	継続した精神科
173	1	この	このような
173	後より6	人は大抵	人は

二　子どもの精神医学は、いつ、誰が始めたのか　89
三　児童精神医学の前史として捉えておく必要がある《子どもへの関心》　92
四　旧大陸におけるエミングハウスの前後　97
五　新大陸の動き　106
六　日本における前史　112
七　日本の児童精神医学　116
八　対象年齢の拡大　123
九　本邦における児童精神医学・医療の今後　126

第五章　子ども観と文化の移り行き　135
はじめに　135
一　子どもの描き方、その時代変遷　136
二　一六世紀より遡ると　140
三　土の中に眠っていた子どもの姿　150

第六章　子ども史略年表　153

跋に代えて　171

第一部　子どもの未来を考える

第一章　子どものこれから、日本では

一　子どもという存在

あなたは、子どもという生き物をどのような存在と捉えておられましょうか。「目に入れても痛くない」（溺愛）から「邪魔」（虐待予備軍）まで、人さまざまでありましょう。このことは多くの国で同様なのだろうと推量されます。

でも、面と向かって真面目にこう問われますと、どのように回答していいのか戸惑われることでしょう。

私の幼少期は、侵略戦争（十五年戦争）がもう始まっていて、男の子は心身壮健に育ち、天子様に命を捧げるものという考えが世間に浸透していました。本当にどこまでその気にさせられていたのか、定かではありませんけれど。両親は「困ったなあ」と思っていたのでしょうか。ひょっとすると、私は病弱児でしたから、「息子が戦場へ送られることはない」と安心していたのかも知れません。そのころのことを詳しく尋ねる機会もなく、両親は阪神淡路大震災の際、倉卒《そうそつ》に旅立ってゆきました。

このように、子ども観というものは、時代により、社会事情により、幅広くさまざまに移ろってきたのでしょう。時代によって子どもの見方が変化することは、第二部で、絵画などを素材として私なりに試みていますので、後刻お読みください。

このような設問の立て方は、子ども（という表現を定義することはなかなか難しい）だからこそ設定できるのだということも、ここで思い返しておきたいと思います。「思春期という存在」という問いであれば、時代により、地域により、社会階層によって、などなど、条件によって多様化してしまうので、回答を得ることができません。大人や老人となれば、大枠で描くことはできましょうけれど、経済格差、人種（これも、財政や抑圧が加味する）による指数が加わってくるので、描写することはなかなか難しい。ホモ・サピエンスの子どもだからこそ設問できる問題ではないでしょうか。

何事であれ、人倫の基本問題を問われて答えが思い浮かばない場合には、その問題を歴史的に辿り直してみる作業を行えば、少なくとも、おおよその解（あるいは、方向や輪郭）がおぼろげながら浮かんでくるものです。

このような観点から、子ども問題を読者とご一緒に考えてみたいと思います。

二　子どもの捉え方、経年変化

子どものこと、育児や教育については、中世、グーテンベルグの発明以前から、お坊さんが何らかの形で書き残したものが見つけ出されましょう。でもそういった文章は布教を目的とした「ねばならぬ論」であって、子ども観を探る手段とはならないと考えられます。もっとも、一六三八年、聖ヴァンサン・ド・ポールが捨て子収容施設をパリに開設したなど、行動で子どもへの慈しみを示した人もおりました。この施設は後に、世界で最初の子ども病院となりました。

私が読んだ古い書物では、J・ロックが一六九三年に刊行した『教育に関する考察』（岩波文庫）があります。上流階級の知人へ向けて、育児の注意点を亡命先から手紙で伝え、これを整理して一書を編んだものですから、現代の「庶民」感覚からは大きくかけ離れています。でも、単行書として刊行する際に巻末へ記したエッセーには注目される一文があります。子どもは『tabura lasa（白板）の状態』で生まれてくるのだから、大人はそこへしっかり良いことを書き込んでゆかねばならないといったことが述べられています。

それから三百年余りを経て、新生児の脳は白板どころか、生きてゆくために必要な情報が溢れんばかりに詰め込まれていることが明らかになってきています。ハラリのユニークな人類史（『サピエンス全史』河出書房新社、二〇一六）を読んでも納得されますし、進化心理学の知見からもそれを読み解くことができます。

もっと確実な証拠は、一九八〇年代から始まった胎児の観察研究、胎児と母親の相互作用、新生児のさまざまな能力の測定技術が進歩するなどして多数の研究が報告されるようになりました。胎児はたくさんの生きるための技法をすでに体得しているということが、素人目にも明らかになったのです。

新生児が示すさまざまな原始反射。たとえば、両脇を大人が支えてやり前方へ動かすと、まるで歩くかのように左右の足を交互に前へ出すステッピング歩行、数分毎に吸うかのように唇を丸めて突き出す吸啜《きゅうてつ》反射、寝ているシーツの枕元をトンと叩くと何かに抱きつくように四肢を動かすなどは、系統発生的に胎内でその子が獲得してきたものであろうと専門外の方にも納得できます。

では、数分毎に笑顔を見せるのはどういう意味なのか。ある研究者がかつて、大事に育ててもらいたくて愛想笑いをしているのではないか、と書いていたものを読みました。余りにも詩的な解釈に過ぎるように思ったことがありました。でも現今の研究水準では、これは大いに納得される解釈です。

胎教が医学的に見直されて久しく、胎教に良い音楽ＣＤが商品化されるなど、悪乗りする商人も出ています。それはさておき、胎児期から母子相互作用がすでに始まっていることは確実で、妊娠期から親はそのことをよく理解している必要が、そしてそのことを周囲が妊婦へ教える必要があります。詳細については拙著にも述べておきました（『子どもの精神医学ハンドブック』日本評論社）。

三〇年ほど前には、人間の脳機能を定めるシナプス形成は、出生後漸次増加して思春期の終わりごろに一定水準で落ち着くと考えられていました。ところが、根気強い解剖学者の研究によって、出生後にシナプス形成数は急増し、八から一〇カ月後にはピークに達して、以後、必要のないシナプスは次第に消されてゆく（シナプスの刈込み、と呼ばれる）ことが明らかになりました（P・R・ハッテンロッカー、一九九〇）。

さらに、乳幼児精神保健の臨床実践から刺激を受け、胎生期から新生児期にかけての時期に観察される母子相互作用が注目されるようになっています。詳細については、最新の研究書や解説書をご点検頂きたいと願います。

私が最も注目している観察結果は、胎教の再認識、そして、新生児期から、赤子は吸啜《きゅうてつ》中に呼吸と関係しているのでありましょうか間歇的に吸啜を止め、授乳中の母親が声かけしたり軽く赤子を揺さぶると安心するのでしょうか吸啜を再開するという観察結果です。そう、母子相互作用は妊娠中から観察され、出生当日から具体的に始動しているという現実です。

最近では批判されることもなく常態化しているという、スマートフォンを見ながら授乳している母親は、このように赤子からの微細な《発信音》を受信できていません。そのように無造作な子育てをしていて、第一次の反抗期（M・S・マーラー流に表現すれば、第一の分離個体化期）にさしかかって、育てにくい、思う通りに行かないなどと嘆く資格を喪失しているのだということ、すなわち乳幼児精神保健の知見を流布させる責務を専門家は背負っているのです。

これらは、ここ二〇年ほどの間に明らかとなった研究結果のごく一部でしかありません。

ホモ・サピエンスの全史を語ることは私の目的ではないし、もちろんそのような力量も持ち合わせておりません。ここでは、日本列島において、子どもはどのようにして成人の視野（視覚中枢ではなく、前頭前野）に入ってきたのか、簡単に振り返っておくことにします。

縄文期のことは後に第二部で語るとして、ここでは文字記録の残っている時代以降を一瞥しておきます。

先ず頭に浮かぶのは、「七歳までは神の内」という言葉です。私も、これまでこの表現を用いて何度か書いてきました。でもこれは、どうも正当な言辞ではないようです。

柳田國男が一九一四（大正一三）年、「七歳になる迄は子供は神様だと謂って居る地方があります」と講演で語り（全集第二〇巻）、一九四五（昭和二〇）年に「先祖の話」の中で、「七歳までは子供は神だといふ諺が今もほぼ全國に行なわれて居る」と述べています。それを受けて、大藤ゆきが『児やらい』（新訂版、岩崎美術社、一九九六）でそのことを強調したので、「神の内」言辞が専門家の中でも定着したようです（柴田純『日本幼児史』吉川弘文館）。

柴田によれば、「神の内」という表現が用いられていたと実証・報告されているのは、青森県五戸地方（能田多代子）、常陸多賀郡高田村（大間知篤三）、新潟県大谷知、群馬県小日向（後二者は文化庁調査）の四例のみに過ぎないのだそうです。

柳田の言辞は、「戦時下の国家神道へ迎合する中で使われた概念だ」と語る人（太田基子『江戸の親子』吉川弘文館）もありますけれど、そこまで踏み込むほどには柳田も詳述していません。

「七歳までは神の内」という表現が流布していた記録はないけれど、法的には（数えで）七歳までを成人と区別する規定があり、世間でもそのように見られていた史実は沢山あります。

先ずは、七五五（天平元）年に藤原仲麻呂が施行した養老律令では、七歳以下の者は死罪に相当する罪を犯しても刑を免除するとあります。以降、永年にわたって、七歳（満年齢で数えれば六歳）以下を成人とは区別するならわしが定着しました（柴田純、前掲書）。

ということは、八歳からは賦役などを含めて成人扱いするのですから、そちらも大きな問題（少年労働は、昨今では「子ども虐待」とされる）を孕んでいた訳です。子どもと成人との中間期（思春期など）を設定するには、諸面における社会の相当な成熟を必要としたのでしょう。英国には、「青年期は蒸気機関と共に発明された」と語る学者（F・マスグローヴ、一九七四）もおります。社会変化によって時代が「発明」した世代、と捉えたようです。

子どもが、触法行為を行っても罪を問われないということは、社会による保護として結構ですけれど、反面、大人扱いされない、すなわちある意味で無視される存在という立場でもありました。計量外の存在と扱われていた訳です。

イエズス会の宣教師ルイス・フロイスは、一六世紀の日本を異国人の目で観察し、詳しくローマ教皇庁へ書き送っています。そこには、中絶された胎児や新生児が河原に捨てられ、野良犬の餌食になっていた記録もあります（ルイス・フロイス『ヨーロッパ文化と日本文化』岩波文庫）。

このような酷い子どもの扱いから保護へと転じ始めたのは、いつごろ、どのようにしてか、これは詳しくは判りません。しかし、一六八七（貞享四）年に生類憐みの令を幕府が発したことが大きな転回点となったという記録は、いくつも残っています。この年突然、犬が大切にされ始めた訳ではありません。一七世紀前半、犬馬の所在を庄屋などに調査させたとか、殿様の狩に使う鷹を飼育するため犬（肉）を献上させるといった多様な経緯の後に、殺犬禁令が各地で出されるようになった前史があるようです。

幕法としての生類憐みの令における「生類」は、犬だけではなく、牛馬・病人など、人を含めて命あるものすべて、という意味で用いられていました。

この幕法の二年後、一六八九（元禄二）年には、単独の法として捨子禁令が公布されました。いわゆる生類憐み政策とは異なり、捨子禁令は以後の幕政にも引き継がれてゆきました。

徳川綱吉は「犬公方」と揶揄されていますけれど、本邦の乳幼児を救った人物でもある。そのことを想い出しておきましょう。

捨子禁令の前にも、いくつかの動きがありました。不登校の歴史（第二章）のところでも述べます初代備前岡山藩主池田光政は、捨て子を保護するよう布令を出し、子どもを引き取った市民には米四俵を支給するなど、児童福祉行政を行う為政者も出始めておりました。

一八世紀に入りますと、育児論が盛んになり、関連する書物も少なからず刊行されました。本邦初の育児論とされる貝原益軒の『和俗童子訓』（岩波文庫）が刊行されたのは一七〇一（宝永七）年のことでした。

教育面はどうでしょう。

室町時代に寺子屋が始まったとはよく語られています。最初は識字力を持つ数少ない職業である僧侶、神官、医師などが、近所の子に読み書きを教えていたのでしょうか。

一六世紀ころ、寺を構える僧はまだ少なく、多くは回国修行の身でした。それを村で引き留め、年単位で子どもに読み書きを教えさせていたという記録もあります。一六世紀半ばの越前の国には、修行僧を引き留めて子どもの手習いをさせたいと願い出た文書が残っているということです。

寺子屋の歴史については、関連書が沢山刊行されていますので、若干列記することで済ませたいと思います（利根啓三郎『寺子屋と庶民教育の実証的研究』雄山閣出版、一九五八や、渡邉信一郎『江戸の寺子屋と子供たち』三樹書房、一九九五、など）。

そういったこと（寺子屋の乱立）の次は、一八七二（明治五）年の学制施行です。これもすんなりと始まった訳ではなく、本書の年表（第六章）にありますように、さまざまな騒動が各地で発生したようです。数年前までは「農工商」の身分に置かれていた市民が、労働力を学校に奪われると考えたことが、騒ぎの基盤にあったようです。でも義務教育は、障害を持つ子と貧困の中に居る子を除けば、半世紀ほどの間にほぼ百パーセントの就学率に至りました。これ以降の学校教育については、味気ない公文書である旧文部省が刊行した『学制百年史』（帝国地方行政学会、一九七二）をはじめとして、数多く上梓されていますので、ここでは詳述を避けます。話題が、思想性や政治的立場を問われかねない流れに向かいそうなので、回避したいという思いもあります。

三　子どもが少なくなったこと

子どもが少なくなって、地方では小学校が統廃合され続けています。大都市部では高層集合住宅乱立地区で教室が足りなくて四苦八苦しています。ほどなく児童数が減少に向かうことは火を見るよりも明らかなため、広い土地を準備して大型校を建てるという発想は自治体にはありません。

「第二次ベビーブーム」と名づけられた時期から後、子どもの出生数は一方的に減り続けています。この現象を表現する言葉として、霞が関のお役人が「少子化」という新語を作成し、広辞苑は第五版から採録しています。

「小子」という言葉は昔から使われていました。第一義は、子どもという意味です。日本史では、律令制の中で四歳以上一六歳以下の男の子の総称として使われていました。論語では、師匠が弟子を呼ぶ際に用いられています。謙譲語として自分を表現することにも使われます。一九九二年の国民生活白書の子ども数減少に関する部分を執筆した担当者は、「小」から「少」を連想なさったのでしょうか。

政治の世界でも、少子化対策があれこれ語られています。子ども手当や教育無償化などでは、貧困対策には役立ちましょうけれど、子どもが増えることには繋がりません。

関連して、女性活躍社会などという言葉が、選挙の前には叫ばれます。これは、女性の社会参加率では日本が途上国並みであり、国際社会での恥ずべき水準から脱出したいという為政者のあがきと聞こえます。女性の社会参加のために保育所を増やす、待機児童をゼロにする、などと叫ばれて久しいけれど、解消の気配はありません。働く女性にとって、保育所や学童保育の完備は嬉しいことです。でも、そうすれば女性はもっと子どもを産んでくれるのではないか、という政治家の黒い算段が心の底に潜んでいるのかも知れません。

いずれにせよ、子どもが減ってきているのは、発展国に共通する潮流なので、増やすという算数ではなく、これから進むに相違ない少子化時代に社会はどう対処するかを考える必要があります。第一、子どもが減ったからもっと産め、などというのは、東条英機内閣には相応しくても、女性に対して随分失礼な語り掛けではないですか。

中世は、一〇〇〇年に亘って年間人口増加率が〇・〇一パーセントで過ぎていました。第二次世界大戦で人口爆発（増加率は一・八二パーセント）が起こった後は減少に転じ、二一世紀前半は年間〇・八パーセント増で推移するであろうと考えられています。この推計から多産が目立つアフリカを除けば、〇・一二パーセント減となります（UN, World Population Prospects, 2015）。

人口問題で市民が誤解を持ち続けないよう、少し説明をしておきましょう。

子ども問題が語られるときに用いられる合計特殊出生率（TFR）という言葉があります。粗再生産率とも言われます。一人の女性が生涯に産む子どもの平均の数です。その国のそれぞれの時代で、総人口を維持するために必要な出生数を求めるためにそれぞれの国で算出されています。いまの日本では二・一人が期待されています。昔の日本でもそうでしたけれど、途上国の食糧が乏しい（結果として、衛生状態も悪い）地域では、多産多死の状態にありますので、TFRはもっと高い数値を設定しなければならなくなります。

一九四七年、敗戦から二年経た年、後に第一次ベビーブームと呼ばれるようになった時期です。この年の合計特殊出生率は四・五四でした。一〇年後、一九五七年のTFRは二・〇四で、当時の人口置換水準を切ったと騒がれました。でも、それ以降も、日本の総人口は増加し続けました。

人口置換水準を切ろうとした年から、総人口が減少に転じ始めた年（二〇〇五年）までの間に四八年の開きがあった訳です。この時間差を、人口動態学では「人口モメンタム」と名づけています。出生する子ども数の推移と、その動向が総人口に変化を及ぼすまでの間には、半世紀ほどの時間差があるのです。ホモ・サピエンスが構成する人類社会は、牧畜業とは異なるということを知っておきましょう。

これから、子どもがどんどん少なくなってゆく日本で、子どもの育ちはどのような影響を受けるのでしょうか。一人の女性が産む子供の人数が少なくなれば、一人っ子が増えてゆきます。

世界初に大部の『青年期論On Adolescence』（一九〇四年）を著した米国のG・S・ホールは、一九世紀末に「一人っ子であること自体が病的である」と語って、若い世代の研究者から激しい批判を浴びました。

同胞抗争を体験せずに育てば、子どもは相対的に、おっとり、ゆったり、のびやかに育ってゆくでしょう。「所有」という感覚を研ぎ澄ます必要にも出会いません。それらが、子どものパーソナリティ形成へどのような影響を及ぼすのか、私にはわかりません。

かつての時代にも一人っ子や同胞数の少ない世帯で育つ子はいました。でも、庶民の子は近隣の子どもたちと群れて遊び、その部分を補っていたのでしょう。

同胞が少ない、あるいは一人っ子の場合、親がそれなりに日々の生活費目《メニュウ》を工夫してゆくことが求められるのでしょう。加えて、女性が働くために必須の場所としてだけではなく、同年代の子どもが群れて暮らす場、育ち合う場として、保育所に一層の機能強化が求められている時代です。

東アジアには、国の総人口を国家権力によって減少させようという驚くべき発想を実行に移した国があります。「一人っ子政策」と日本では呼ばれています。この政策を立案したのが、人口動態学者でも社会学者でもなくロケット工学者だったということは、大きな驚きです（メイ・フォン『中国絶望家族』（原題は、One Child）、草思社、二〇一七）。本書は、一人っ子政策の可否について論じる場ではありません。子どもの数が減ると何が、どういうことが起こるのかを考える上でメイ・フォンの書物は大いに参考にはなります。著者は、元ウオール・ストリート・ジャーナル社の記者で、さまざまな切り口で豊饒に取材しています。

これは、国勢調査が日本のようにしっかり行われていない国、戸籍を与えられていない子どもも多いような国のことですので、実数は把握できないものの、総人口はその国で減少し始めています。そちらの国のことはともかくとして、総人口が減れば、年齢分布が逆ピラミッド型になっている日本では、国家の税金収入が減少します。一千兆円余の借財を負った政府に何ができるようになるのでしょう。税収が低下するということは、庶民の家計が低下することに由来します。総消費支出は当然減少します。労働者が減れば、全産業における生産性が低下します。国のGDPが低下することになるのです。その可否を問うているのではありません。一方向的な経済成長はもう起こり得ないことを、多くの経済学者が指摘しています。子ども臨床家も、目の前にいる子どもと職業的に相対してゆくと同時に、子どもの背景にはそのような大きな変化が押し寄せていることを知っている必要があります。そうしなければ、児童精神科医としては「専門外」と強弁することはできたとしても、子ども臨床家としては、立場を危うくします。

子ども臨床とは縁のない話題に移ってきているな、と思われる読者もおられましょう。しかし、GDPは世界第三位でも、子どもの貧困率は発展国のなかで異様に高い国（三二位、UNICEF調べ）なのです。このままでは、貧困は子ども臨床の中でますます大きな課題になってゆくような気がしてなりません。高等教育から締め出されるといった問題には留まりません。貧困の連鎖が発生する可能性がとても高くなります。情操面の育ちにも大きな影を落とすことになります。

生涯非婚率が高いことも、少子化への推進力となっていると指摘されています。本書の目的からはかなり距離がある問題なので、これは深めないことにします。

子どもが少なくなると、子どもの育ちにどのような影響が生じるか、これはとても大きな宿題です。元医師の文言で語るには問題が大きすぎます。でも、この書物の範囲においても、変化している事実には言及だけはしておきたいと考えた次第です。

四　学校精神保健

一九四七年に義務教育が六年から九年間に延び、二〇世紀が終わるかなり前からほとんどの中学卒業生が高校へ進学するようになり、日本では六から一七歳までの子どもを考える際には、学校という組織を棚上げすることができなくなりました。昨今の学校教育には問題山積の様相がありますけれど、学校教育批判をここで展開するつもりはありません。児童・思春期の精神科臨床医として、これまで私が学校とどのように付き合ってきたかを述べたいと思います。

一九六九年の秋、お付き合いがあった大阪南部の保健所に勤める精神衛生相談員（当時、現在の精神保健福祉士のこと）から、管内の中学校で教員に講演してほしいと依頼がありました。この研修が終わって後、数名の教員と食事をご一緒しました。その際、教頭から、継続的に子どもたちのことで助言してもらう手立てはないものかと相談を受け、翌年春からその中学校で精神保健の実践を始めました。

個人情報保護法もなく、生徒全員の知能検査も毎年行われていた時代だから実施できた、かなり立ち入ったスクリーニングを新一年生に行いました。その結果を学級ごとに担任と討議することで、心理テスト上で気がかりな生徒、及びテストでは注目されなかったけれど、担任が気になっている生徒について、検討を行いました。その記録は学年毎に綴じ、当時でももちろん、厳重取り扱い注意資料として、教頭が管理していました。

夏休み直前に、これらの資料を基にミニ事例検討を行い、以後、夏休みを除いて月一回、同校へ私が訪問して、気がかりな子どものその後を検討したり、担任が困っている子どもについて相談を受けたり、保護者と話し合う必要を感じて家庭訪問したりもしました。

三年間で終わってしまいましたけれど、ヴォランティアとして、修学旅行の付き添い医師も勤めました。三年間毎年、鎌倉の大仏に詣で、東京タワーへ登りました。旅行中、教員の素顔を拝見できたことは、子ども臨床の実施を深化させる上で、とても勉強になりました。

あるとき旅館の大部屋で、皆が騒いでいる中、男子生徒が過換気発作を引き起こしました。体育教師が子どもを抱かえて養護教諭の部屋へ運び、私が呼ばれました。レジ袋を使用するという方法（コンビニもレジ袋も未だなかった時代）はまだ知られていなかったけれど、血中炭酸ガス濃度を高めればいい訳で、これは素手でも行え、ほどなく発作は収まりました。

この夜は養護教諭の部屋で寝るようにと指示して教員たちの部屋へ戻ったところ、「臨時職員会議を開催するから、先生も出席してほしい。腹部を蹴られてあんなふうになったので、加害者らしい生徒七名を見つけて別室で待たせている」と告げられて、びっくりしました。

加害――被害などという大仰な出来事ではなく、これこれの発作であり、このようにして治まったので、七人の子どもたちはそれぞれの部屋へ戻してやってほしい、と伝えました。教員によるこのような問題の捉え方は、昨今の教育現場でも続いているように、新聞記事などを読んでいて推量されます。

中学校へ月一回通うというこの仕事は、私が海外で暮らすことになったときに、同じ研究室の若い助手に継続してもらい、現在も継続されています。今は五代目の医師が通って、スクールカウンセラー役を担当しているようです。同じ医局（古い響きの言葉ですね）から半世紀近く、同一中学校へ精神科医が出向いて思春期の精神保健を継続しているというのは、ギネスブックには載らないけれど、ちょっとした驚きです。

帰国して、中部地方の大学へ勤めることになり、中間管理職などさまざまな繁忙さの中で暮らす事態となって、教育現場との生のお付き合いはしばらく途絶えておりました。

一九九〇年代の初めころより、保健室とその主である養護教諭の大切さに気付くようになりました。学校の中で、子どもたちの暮らしと心にもっとも近い存在であり、指示的にではなく受容的に子どもと接することに長けており、地域資源の活用が得意、それに、一般教員よりも転勤の回数が少ない。そういった特性に、精神科医として惹かれるものを感じたのです。

私の考えた実践は、養護教諭とご一緒に事例検討会を行うことでした。東北のある町で児童精神科の学会が開催された際、個人的に呼びかけて十数名で事例検討を行い、参加者が大きく満足してくださり、継続して同地で勉強会を行うことになりました。その際、いくつかの条件をお願いし、受け入れていただきました。

- 研修は、一〇年間を目処にする。
- 参加者は一五名程度までとし、能う限り、参加者の出入りはないようにする。
- 必ず、終了した事例を持ち寄る。
- 謝礼は不要だけれど、交通費は出してもらいたい。

といったことです。

毎回、参加者が大きく変わるとなれば、学びの積み上げができてこない（参加者の育ちについて期待が稀薄）と案じた次第です。全員が少なくとも一度は発言できるというのは、一五名程度かなと考えました。

現在進行形の事例ですと、どうしても、来週からどうするかの策戦会議という流れになってしまいます。事例提供者には役立つ（便利）でしょうけれど、その他の参加者は傍観者風となります。卒業したとか転勤したなどで、もう手出しできない事例であれば、全員が同じスタートラインに立って論議を始めることになります。当事者である事例提供者も、客観的にその事例を回想でき、次の機会に役立つ学びを得られます。一般に、無料の研修はあまり身につかぬもの。交通費と宿代は、参加者にご負担いただくことにしました。

このような形での勉強会を、全国各地で仕掛けてゆきました。一・二度で消えた地域も多数ありました。けれど、いくつかの地方で一〇年続けることができました。それが軸となり、数地方が合同で事例検討を行う学びの集いも続いています。

保健室に関連して続けてきた行動の詳細は、養護教諭の手技論として、まとめておきましたのでご参照ください（清水將之『養護教諭のための精神保健術』北大路書房、二〇一三）。

五　「子ども臨床」という表現に行きつくまで

私は、みずからの職種を示す言葉として、老年期の初め、「子ども臨床」という表現に行き着きました。

医師としての歩み始めは、大学院生としての四年間でした。この間は、上司から与えられる患者のすべて、診断・年齢・性別を問わず、診てきました。入院の受け持ちは、大学院生の場合、精神疾患一名、神経疾患一名、計二名と決まっていました。

大学院を修了した年の七月に、日本で最初の精神科思春期外来を開設しました。以降十数年、成人患者は少しだけ、大半は中学生・高校生、一部小学生と、外来診察室や病棟でお付き合いすることになりました。中高生は、例外はあるものの、大抵は保護者同伴で受診します。そのようなわけで、保護者とのお付き合いが頻繁になり、自然と幼少期の育ちを聞かせてもらうことになりました。

そうしますと、思春期問題はすべて、反抗期が始まってから生じてきたなどというものではないことが、比較的短期間に気付いてしまいます。若人とのお付き合いと同じ程に、保護者との面談の中で子どもの育ち来った道筋を回想してもらい、親としての子育ての苦しみ・悩みに寄り添うことがいかに大切かという、今では当たり前の作業に思い至りました。当時は、並行面接や治療的な家族対応についての関連書物など、国の内外を通じて見当たりませんでした。この時期、親たちの悩みから教わること、誠に実り多いものがありました。

思春期問題の根っこには幼小児期の問題があると解り、子ども時代の心理に関する書物を読みました。また、子ども期に対する精神保健としてはどのような援助が社会枠の中で可能か、そういうところまで思考の枠組みへ入れるようになりました。

これらの経緯の末に、三重県立子ども心療センターあすなろ学園（現、三重県立子ども心身発達医療センター）の管理者となり、児童精神科医療の最先端へ足を踏み入れることになりました。小児自閉症の臨床経験はほとんどなかったけれど、児童精神科入院医療は子どもの育ち、生活を丸抱えでお世話するものだということは、直ちに納得できました。

そこに展開されていたのは、日本の幼児自閉症に対する精神科医療の先駆者であすなろ学園初代園長を勤めた十亀史郎（私とは、医師国家試験で同期合格者）が、試行錯誤の苦心の上に築き上げた医療システムであることが理解できました。同時に、十亀が想い半ばで病に倒れてから一〇年、その間に、実地臨床構造は時代に合わなくなってきている部分が少なくないことも見えてきました。

あすなろ学園は多職種による総合医療の典型です。今は、肢体不自由児の整形外科医療や聴覚障害児（これは、外来と特別支援教育のみ）の子ども発達医療の総合センターとなっています（小児内科の外来&入院医療は、隣接する国立病院との連繋）。当時の職種を想い出しますと、児童精神科医、小児科医（当初は非常勤）、看護師、保健師、心理技術者、臨床検査技師、保育士、児童指導員、生活指導員、精神保健福祉士、薬剤師、事務職員など多様でした。それに、分校教員も日々の臨床に参入しています。

前項で語りましたように、地域医療における一形態としての学校精神保健活動に若いころから参画し、他職種との共同作業には経験を持っていた私にとっても、これは驚きの世界でした。

このような多職種の職員と共に、現状分析と今後のあり様を巡って、さまざまな形で議論を交わしてゆきました。病室の構造をどうするか、病棟と分校教育との協業はどこに問題があるのか、地域連繋をどのように再構築すればいいのか、などなど。一〇年後のあすなろ学園を検討する小委員会を作って、中堅世代の人たちに論議してもらうことも行いました。これらの作業は、二〇一七年六月に実現した子ども心身発達医療センターへ改組・改築する際に大きく役立ちました。

入院を決めることも医師単独で行うのをやめてもらいました。入退院調整会議というものを作り、病棟の責任者（看護）、保育の責任者、医師のほぼ全員、ＰＳＷ、分校小・中学校教頭などからなる検討会議を週に一回開催して、次のようなことを皆で点検しました。児童相談所が絡んでいる子どもでは、児童相談所の担当者にも参加してもらいました。複雑な背景を抱える被虐待児の入院検討などでは、地域資源に関連した様々な職種の方に参加をお願いして、二〇名を超える参加者になったこともありました。議論は、

- 診断の再検討と、合併する諸問題（家族の安定度を査定、教室での学習水準の点検、など）を話し合う。
- 今回の入院は何を治療目標に設定し、何か月の入院とするか。
- 退院先はどこに予定するか（成人の入院とは異なり、必ずしも家庭とは限らない）。
- どの病棟が適切か、その病棟に空床があるか、性別、年齢、個室対応、保護室使用の可能性なども含めて検討。
- 本人及び保護者の、入院への納得具合はどの程度か。
- 退院させる場合、退院サマリーをこの会議へ提出し、退院後の支援方途（誰が、どこで、何を、どのように援助するか）を説明。

などなど、多彩なものでした。このような入退院調整会議方式は、現在の医療センターに改組して以降も継続されています。

外来診療はともかく、入院医療はなかなかのものでした。若い頃に三年間と短い期間ではありましたけれど、公

立の精神科単科病院に勤務して、五〇床の内八床が隔離室という大変な病棟を宛がわれていましたので、成人患者の興奮には（突発事態をも含めて）経験を持っていました。だけど、それとはまるで異なる、興奮・乱暴・反則行為・自傷他害・無断離院などなどを味わうことになりました。

教育現場ではクレーマーへの対応で苦慮することが増えてきていると聞きます。それは、児童精神科入院医療においても同じです。精神障碍を持つ保護者（そのために、治療への適切な協力を得難い場合もある）も少なくはありません。場合によっては家族全体と治療的に付き合うことになる事例が増加しています。

そういった事情の中で、医者が医師免許証の範囲でできるのは僅少であることを見せつけられました。医者の立ち位置や役割について独り、あれこれと考えを巡らせておりました。

結局、医師免許証は「葵御紋の印籠」としては役立たず、効能も限定的、一時流行ったチーム医療でゆくしかない。そこで医師は、その場その場における司会者役であり、決断者役（最終責任を取るという意味で）であると考えるようになりました。

そうすると肩の力がすっと抜けました。では、どのような連繫を組み進めてゆくかのプランナー姿勢を考えるようになりました。早い時期から外来診療はすべて予約制としたところ、外来用駐車場がガラ空きとなり、待合室も数名の人影でゆったりした時間が流れるようになりました。

その他の詳細は、一〇年毎にあすなろ学園の歴史を刊行してきましたので、そちらに譲ります。

ここで、児童精神科医療という表現は、どうも着心地が宜しくない語感だと感じるようになり、あれこれ表現を考えてみました。小児精神科という表現もあるけれど、同工異曲。

そのころ、ミレニアムの年を迎え、次の世紀に向けて、この領域は何をなすべきかを考える特集を、日本評論社刊行の「こころの科学」から編集を私に求めてきました。タイトルを考えている間に、『子ども臨床』という表現が、私の心の内にほんわりと浮かんできました。これだ、と判断してこの表現を用いた特集を作りました。児童精神科医も書きましたけれど、社会教育学者の論考あり、臨床心理士、小児科医、養護教諭、家庭裁判所調査官、そして世界的に活躍しているヴァイオリニストに「芸術家の子ども時代」という原稿を書いてもらうこともでき、特集のタイトルを『子ども臨床の明日』と表現しました。

私が唱導している「子ども臨床」という言葉は、このようないきさつによって始まったものです。この表現ですと、手術室の情景に見られるような医師と看護師というセットでの医療的営みという古い観念から離脱して、多職種が同一地平に立って協業するという意味を表すことができます。児童福祉や特別支援教育も包摂されます。病気や障碍を持たない普通に育ちつつある子どもも、学校精神保健とかメンタルヘルスという概念を周囲に沿わせれば、繋がりを持たせることができる言葉です。

単行本の表題に使って下さるとか、精神療法誌の特集タイトルなどとして使ってくださる方もおられます。子ども臨床という単語そのものの存亡はどうでもいいことだけれど、この言葉にたどり着いた経緯・思い入れは、伝承されることを願って止みません。

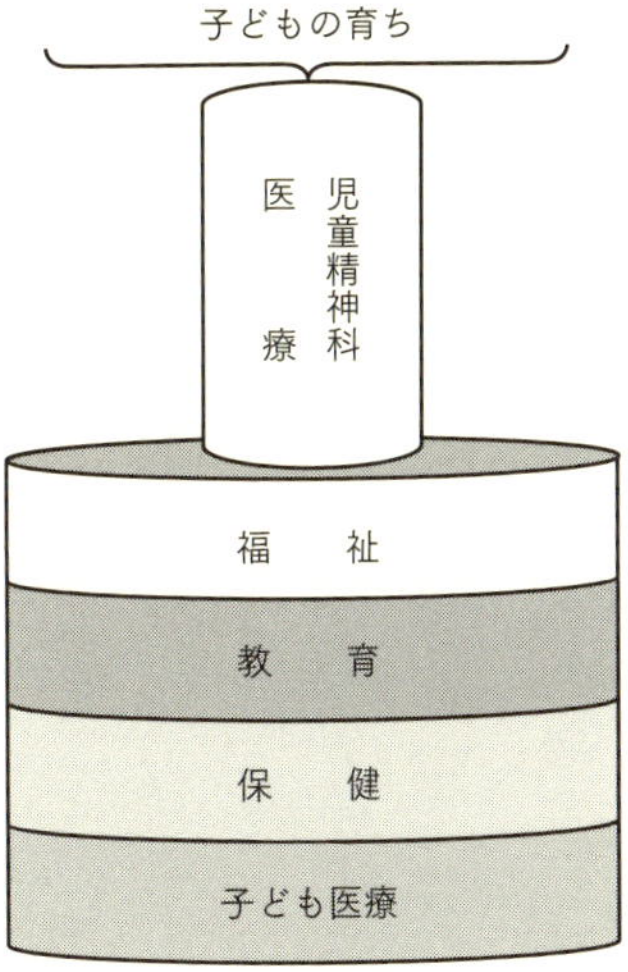

図

図示するとなれば、このようになりましょうか（図）。児童精神科は精神科医療単体で対応することができない臨床領域だという思いを描写したものです。医療はもちろん基盤としてあるのですけれど、同時に、保健、教育、福祉との共同作業の上に初めて成立するものだと考えるようになりました。このような場合、連携という表現が多用されます。でも私はこの用語を用いたくありません。容易に形骸化します。形式的な連絡会議で終ったり、時として責任を分散させることに役立ったりします。一つの土俵に揃って立って共同作業を行うことが、子ども臨床には求められているのです。

あれこれ、子どもという存在について考えてきました。

さて、子どもが安全に育つことの要件にはどのようなものがあるのでしょう。

毎日の食事に困らない、寝るところや着るものが不足していない、いつも自分を保護してくれている大人がいる、学習や遊びを好きなだけできる、などなど。基本的生活条件はどなたも思いつかれるでしょう。それだけでいいのかどうか。

もう少し視野を広めれば、政治が安定していること（政権交代などではなく、革命の心配や全体主義化への不安がない）、民主主義が継続するという確信を持つことができるか、それに、世界平和への信頼も押さえておく必要があるでしょう、子どもの権利条約を順守するならば。このように点検してきますと、二一世紀に入ってなお、子どもの権利条約を批准していないのは唯一米国のみという現実の重みが感じられてきます

最近、もっと大きな問題、人類の存亡に関わる事柄として、気候温暖化という課題が論じられ、語られ書かれてきています。気候温暖化防止活動には、かなりいかがわしいものが相当あることも、具体的に報じられています。日本でも語られる機会は増えてきてはいるものの、長閑《のどか》に過ぎるように思います。ツバルなど標高の低い島嶼国では、国家存亡の危機に直面しているのです。政治的偏見、操作的報道などが交錯して、どのように考えてよいのか市民は迷います。

最近、気候温暖化問題について、名うてのジャーナリストによって冷静な報告が出版されました。ナオミ・クラインの『これですべてが変わる』（岩波書店、二〇一七）。子どもの未来に安全を保証するため、一人でも多くの方に読んで頂きたいと願っています。

この章は、最近書いた左記の論考を整理・加筆して書き下ろしたものです。

「子どもと適応障害」こころの科学、一一四号二四－二七頁、二〇〇四年。
「子ども臨床と遊び」そだちの科学、一二号一〇一－一〇五頁、二〇〇九年
「子どもの虐待とネグレクト」子ども虐待防止学会誌、一三巻三一一－三一三頁、二〇一一年
「児と貧」そだちの科学、一六号七四－七六頁、二〇一一年。
「私が歩んだ「子ども臨床」の道、五十年」関西国際大学心理臨床センター紀要、五巻三－一〇頁、二〇一二年
「子どもの未来を保障する術」心とからだの健康、四三（一）二〇－二五頁、二〇一二年
「子どもが育つことの要件」児童養護、四三（一）二〇－二五頁、二〇一二年
「わたしの治療と治療観」そだちの科学、一九号四三－四五頁、二〇一二年
「願望としての〝子どもの希望〟」こころの科学、一六二号九六－九七頁、二〇一二年
「思春期を考えるということ」そだちの科学、二〇号四八－五五頁、二〇一三年
「老愚の歩み来った道――子ども臨床の半世紀」児童青年精神医学とその近接領域、五五巻二六二－二七〇頁、二〇一四年
「子ども虐待を考えるということ」そだちの科学、二七号五六－五九頁、二〇一六年

第二章　不登校の歴史

不登校を語る

山下耕平　今日は、長期的な視野から、不登校についてお話しいただけるということですが。

清水　学校がない時代には不登校はあり得なかったですね。まずは、そこから考え始めましょう。

近代に入るまでの時代は、ほとんどの民衆は農漁民で、子どもは農作業や浜仕事のできる年齢になれば、親と作業をともにしながら、大人になってゆきました。

七〇一年に大宝律令が施行され、都に大学が、地方主要都市に国学が設置されました。大学は貴族のため、国学は郡司の子息のための学校です。いわば中央および地方における支配層の子弟のための、公務員養成所のようなもので、おもに儒教を教えていました。

平安時代に入って、八二一年、京都に勧学院ができます。藤原冬嗣《ふゆつぐ》が建てたもので、これは一般貴族に開かれた寄宿舎制の学校だったと言えます。

さらに八二九年になると、空海が綜藝種智院《しゅげいしゅちいん》を開きます。これは身分・貧富にかかわりなく、勉強したい人は誰でも来ていいという学校だったんです。学費は無料で、教員にも生徒にも給食まで供されていたそうです。空海は教育論も書いていて、その写本が山形県上杉神社に残っています。儒教だけではなく、仏教、道教など、あらゆる思想・学芸を総合的に学ぶことのできる場だったようです。空海の開設した学校であるにもかかわらず、真言宗の布教を目指した施設ではなく、ここにも空海という人物の偉大さ、こころの広さが実感されます。唐へ留学する前、若い時代の著作『三教指帰《さんごうしき》』で論じた道筋を、庶民教育の実践においても示されたわけで、凄さを感じます。

しかし、綜藝種智院は空海が他界して四年後に閉鎖されてしまいます。もちろん、史料もほとんど残ってないから、実態はわかりません。

庶民に開かれた寺子屋

その後、庶民に教育の機会が広がるのは寺子屋です。室町期に始まり、神官、僧侶、医者などによる、いわばヴォランティア活動で成り立っていました。

本格的に広がるのは、江戸時代に入ってからです。社会が安定してきたことも影響しているのでしょう。とくに、大坂では商取引が盛んになったこともあって、読み書きそろばんが庶民にも必要になり、広まっていきました。ちょっとした町には寺子屋があって、一般庶民の子が通っていた。武士の子どもは藩校に通いました。備中松山藩は禄五万石の小藩ですが、幕末には領内に六二カ所の寺子屋がありました。

江戸期には一体、何校くらいの寺子屋があったのか。江戸幕府には文部省に相当する奉行所がなかったので、記録はありません。部分的には、文化年間（一八〇四－一八一八）の江戸府内には大小合わせて一、五〇〇軒ほどの寺子屋があった、信濃の国では千軒を超えていたなど、断片的な記録はあるようです。推定で、江戸期を通じて、延べにして五万軒ほどの寺子屋があったろうと語る人もいます（野上暁『子ども学　その源流へ』、大月書店、二〇〇八）。大変な数です。

師匠の数や職種も、地域によって時代によってさまざまだったようです。埼玉県内（報告者の勤務地）にあった寺子屋をかなり徹底して調べた結果があります（利根啓三郎『寺子屋と庶民教育の実証的研究』、雄山閣出版、一九五八）。江戸期の終わりである慶応年間の数字を見ますと、村吏一二五名（二二・二%）、僧侶一一七名（二〇・八%）、農民一一二名（一九・九%）など八種類の職名が並び、不明を入れると、五六二名の「教員」が働いていたということです。

寺子屋には授業料がなかったようです。盆や暮れに、親の出せる範囲で付け届けをするくらい。寺子屋は来るのも帰るのも三々五々。そのようすが描かれたものが浮世絵に残っています。こちらで遊んでいて、あちらで勉強して、バラバラで自由自在だったようです。不登校など生じ得ない状況だったと言えるでしょう。

子どもは、悪いことをすると、左手に火の付いた線香、右手に水の入った手桶を持って、文机の上に正座させられた。懲罰と言っても、牧歌的なものです。ただ、それでも言うことをきかないと、師匠の一存で破門となり、自分で持ってきていた文机を背負って、出て行かされたということです。

庶民をも対象としていたことのみではなく、寺子屋の教育術に欧米の初期初等教育とは異なる特性があったことにも、注目しておく必要があります。

まずは、当然のこととは申せ、いわゆる習字がすべての寺子屋に導入されていたことが注目されます。「寺」「子」「屋」という記号の音と意味を反復教え込むということは行われなかったのです。一筆書きを行う草書連綿体が反復練習されていました。取り立てて語るような教育理論なぞなく、生きた言葉が用いられ、手の動きという動作で覚える方法です。

これを、教育学者（辻本雅史『学びの復権』岩波書店）は《テキストの身体化》と」表現しています。

いま一つ、四書（大学、中庸、論語、孟子）と五経（易経、書経、詩経、春秋、礼記）をひたすら暗誦させる作業が行われていました。一〇歳までの子どもには、説明したって意味を理解できるわけがありません。そのような愚を寺子屋は行いませんでした。暗誦することにより、四書五経の言葉そのものが身体化されてゆきます。長じてあるとき、「これはそういう意味だった」のかと、ハッと思い至る。個々人の豊かな発想と多彩な言葉を用いつつ、子どもたちは成人期に入ってゆきます。

先の教育学者が強調するように、寺子屋での学びを介して「型」が「身体化」されておれば、大人になって後も、あれこれの考えに接して揺らぐことはありません。自分の考えを持ちます。

明治開国以来、日本は短期間に近代化したと、欧米では驚かれています。そのことを可能にした基は、寺子屋における学びの道のりにあったと考えて宜しいようです。

山下　寺子屋は集団教育ではなかったわけですね。それにしても、近代以前に民間による教育の場が、それだけ広がっていたというのは、すごいことですね。

清水　そうですね。複数の寺子が居ても、数えるときは一対一であったという記録に、いくつか出会いました。

江戸時代で特筆すべき学校のひとつに、閑谷黌《しずたにこう》（閑谷学校）があります。一六七〇年、岡山藩主の池田光政が開いた学校です。光政は領内を広く視察し、場所を選定して敷地を定め、学校に領地を与えました。学田や学林を運営させ、藩の財政から独立させたのです。自分が藩主でなくなっても学校は残るようにと考えていたわけです。

初代塾頭に任ぜられた熊沢蕃山の影響もあって、おもに陽明学を教えていたようです。武士だけではなく庶民にも開かれていた学校で、この学校は一九六四年まで続きました。いまも見学できます。

先に、閑谷学校の開設を一六七〇年と語り、これまで公表してきた子ども史年表にもそのように書いてきました。しかし、創設者池田光政藩主の研究者（倉地克直『池田光政』二〇一二、ミネルヴァ書房）を見ますと、昨今のように麗々しく開校式が挙行されて発足したのではないようです。この書物から、創設期の実態を抜き書きしておきましょう。

正保四（一六四七）年二月、熊沢蕃山が三百石取りで近習に取り立てられたけれど、当人が未熟を自覚して致仕。

近江国（「現滋賀県」で学び直すことを決意し、中江藤樹（内村鑑三『代表的日本人』岩波文庫）の私塾で再学習を始めた。後に、閑谷黌の学頭となる人です。

寛文六（一六六六）年、仮学校が開校し、小子（諸生一七人）、小侍者三人を受け入れて藩主は教化政策を展開し始めました。寛文七（一六六七）年には、手習、算用を基本として、文字讀は希望者には提供していたとの記録ですから、外に藩校もありましたし、庶民子弟の教育を念頭に置いていたものと推量されます。先に述べました空海の京都における実践に次ぐ本邦二度目の庶民教育ではないでしょうか。

寛文九（一六六九）年の七月二五日に新学校開講式が催されたようです。これも現代のような式典ではなく、熊沢蕃山が塾頭に就任したことではないかと推量されます。この時点で受け入れられていたのは、小子一二〇人、小侍五六人であり、このころに光政は廃仏興儒政策を強めていたようです。

寛文一一（一六六七）年には、現在特別史跡と認定されている「講堂」が完成しました。寛文一二（一六七四）年には、聖堂（孔子廟）が完成し、木谷村の二七九石余を学校の所領としました。池田光政は、天和二（一六八二）年に他界しました。

池田光政は、他藩に先駆けて、藩校の岡山学校も開設しています。

閑谷黌は勉強したい子は誰でも、一年間、無料で食事もついて、寄宿舎で生活できました。この学校、明治以降も師範学校として続きました。倉敷紡績の大原孫三郎（一八八〇–一九四三）も、閑谷黌に一時在籍しました。強烈ないじめもあったそうですが（城山三郎『わしの眼は十年先が見える』新潮文庫）、資産家の子も庶民の子も、いろんな学生がいたようです。

寺子屋と藩校

寺子屋と藩校との関連に言及している太田素子《おおたもとこ》の論考（『江戸の親子』吉川弘文館、二〇一七）を一部紹介しておきましょう。

寺子屋は先に触れたように、ヴォランティア活動のように自然発生的なものとして産まれてきたようです。

他方藩校は、江戸幕府が安定政権となり、大名が藩内の殖産や行政整備に目を向けるようになるとともに、藩士の子弟（男子のみ）に対する教育へも関心を向けるようになって、各地にできたようです。明治四年（学制施行の前年）には、全国で二五五校（最多は近畿の五七校、次いで中部五二校、三位は関東の四九校）と地域差があったようです（『国史大辞典』吉川弘文館）。

寺子屋は、言うことを聞かぬと放逐されました。藩校の就学もかなり厳格だったようです。太田は土佐藩の藩校「教授館」について詳しく調べています。毎日、日の出から午前九時まで句読導役《くとうみちびきやく》の指導で漢籍の素読を行います。休日は、年末年始、五節句、それに毎月一日、一五日、二五日の三日間。年間九回休むと文武目付役場へ呼び出されて注意を受け、それが度重なると「詮議」を受けることになるとありますから、不登校している余地はなかったのでしょう。

寺子屋、私塾、手習い塾などが、土佐藩では一七四九年に三校、一九世紀に入って急増して、計二一七校あった由。教える側は、医師八四名、武士五三名、浪人と僧侶がそれぞれ一四名、その他さまざまです。

少なくとも土佐藩を見ますと、手習い塾が初等教育、藩校の教授館が一五歳ころから始まる中等教育を担っていたとみられます。各藩それぞれ、殿様の見識・学殖、それに財力などによって、さまざまな藩校が存在していたのでしょう。

民衆が築いた学校群

山下　日本には、近代以前にも、身分を問わずに学べる場所があったわけですね。

清水　それは日本のユニークな歴史だと思います。教育の場が、支配層や金持ちや宗教家だけではなく、庶民にも開かれていた。

良し悪しは別にして、一八七二年の学制施行後、たった四〇年ほどで就学率が一〇〇％近くにまでなった背景には、そうした素地があったゆえだと思います。もちろん、国家の側からすれば学制は富国強兵のためでもあったわけですが、それ以前からの寺子屋などがベースになっていたわけです。

学制発布の三年前に、京都市内では番組小学校ができています。番組というのは、住民自治組織のようなものです。番組ごとに京都市内に六四の学校をつくった。しかも、町方の寄付でつくられています。これはすごいことです。番組小学校は、たんに学校機能だけではなくて、保健所機能や、消防団機能もあって、いわば地区センターのような役割も持っていました。

それが可能だったのは、京の都という自負もあったでしょうし、それを支える旦那衆もいたということでしょう。西陣があり、知識人が多くて、ゆとりのある子弟を学ばせようという発想があったのかもしれません。福沢諭吉が一八七二年に、番組小学校を視察するために京都へ立ち寄り、『京都学校の記』を残しています（『学問のすゝめ』、岩波文庫）。それによりますと、「区内の戸毎に命じて、半年に金一歩を出さしめ」とありますから、住民挙げての事業だったようです。当時の京都市はお金がなかったですからね。市の年間予算と西本願寺の予算が同じくらいでした（津本陽『大谷光瑞の生涯』角川文庫）。いま、この番組小学校のひとつは京都市学校歴史博物館になっていて、当時の教育関連資料が展示されています。そこには、スタインウェイ社のグランドピアノが置かれており、当時の旦那衆の財力が推し量られます。

それから、一八八九年に山形県鶴岡市の大督寺《だいとくじ》境内で開かれた忠愛小学校があります。お坊さんたちが話し合い、宗派を超えて、貧しくて学校に行けない子どもを引き受ける学校をつくったんです。赤ん坊の弟妹を連れてきてもよかったし、弁当を持ってこれない子も多かったので、無料の給食もやっていました。ここが学校給食の元祖です。いまも学校給食発祥の地という石碑が境内に建っています。

山下　松本市の開智学校も寄付でつくられてますし、学校は上からつくられただけではなく、下からつくられてきた動きもあったわけですね。

清水　そこは注目しておく必要があります。一八七二年に学制ができた当初は、義務教育の公立学校でも有料だったんです。原則無料になったのは一九〇〇年のことです。そういうこともあって、一八七三年六月には、鳥取県で徴兵制の反対と小学校廃止を求めて農民が蜂起していますし、同じ月には徳島でも学校焼き討ち事件が起きています。そういう事件が各地であって、けっして順調に就学率が伸びていたとは言えないのです。

上から学校をつくってきたという面を言えば、一八八四年には、文部省が不当と認めた場合には、その教科書は使用を禁止することになり、一八八六年には検定制度が開始されています。一八八八年一月には、小学校の教科で兵式体操実施を行うことが明文化されます。これらなどから、あきらかに兵士養成を前提としていたことがわかります。

それから、一八八六年に師範学校（教員養成所）ができました。同年に第一次小学校令と中学校令が出されて、何度か改訂され、だんだんに法制化されていったわけです。第一次「小学校令」に就学猶予規定が設けられ、猶予の理由に疾病や貧困などが入りました。一八九〇年の第二次「小学校令」では「白痴」が、一九〇〇年の第三次「小学校令」では「病弱又は発育不全」が猶予理由に入って、就学免除理由には「瘋癲《ふうてん》、白痴又は不具廃疾」が入っています。こうした障害者などに対する就学猶予・免除規定が廃止されたのがいつかと言えば、一九七九年です。養護学校が義務化されたときです。

文部省の統計では、学制発布から四〇年ほどで就学率が一〇〇％近くに達していることになっていますが、実際問題としては、貧しかったり、家業を手伝う労働力だったり、幼い弟妹のめんどうをみないといけなくて、学校に行けていない子はたくさんいました。

私は一九三四年生まれですが、私のころでも、そういうことはありましたね。子どもが赤ちゃんをおんぶして子守をしていた情景の記憶があります。写真家の土門拳さん（一九〇九–一九九〇）が、そうした子どもたちのようすを写真に残してますね。

田中佑弥　清水先生の小学校時代のことをうかがえますでしょうか。

国民学校で

清水　私は、じつは小学校に在籍していないんです。

山下　国民学校[†1]だったということでしょうか？

清水　そうです。ちょうど六年間、国民学校でした。

田中　国民学校は、どういう感じだったでしょうか？

清水　一年生だった一九四一年一二月八日の朝、「戦争が始まった」と運動場で校長から聞いた記憶はあります。まさに戦時下ですし、竹槍訓練だとか手榴弾（木製）を投げる練習だとか、そういうことをさせられていました。そ

†1 国民学校――一九四一年の国民学校令によって設立された、初等教育と前期中等教育を行っていた学校。教育勅語の教えをもって皇国の道にのっとって初等普通教育を施すとしており、国家主義的色彩が濃厚だった。一九四七年の学制改革で新制小学校と中学校に改組された。

して、五年生の夏に敗戦となったんです。

敗戦の年は一〇カ月ほど、母親の実家（福井県）へ縁故疎開していました。もともと住んでいたのは芦屋で、いまでこそ高級住宅街と言われていますけれど、クラスには貧しい家庭の子もいましたし、漁師町もあって、いまとはだいぶ様相がちがいました。自宅のあたりは無事でしたが、空襲も蒙《こうむ》りました。

田中　中学校は新制中学校でしょうか？

清水　新制中学校の第一期生です。しかし、中学校に入っても校舎がありませんでした。隣の校区で空襲を免れた小学校の講堂を借りて、間仕切りして授業を受けたり、空き教室を使ったりしていました。

ひとつ鮮明に覚えているのは、米軍の抜き打ち検査があったことです。抜き打ち検査が来ると「世界地図を隠せ」と言われて、窓の外のひさしに隠したりしていました。当時の世界地図は、朝鮮半島や台轡が日本領になっていましたから、それを使って教育をしているとなれば大変なことになる。

山下　国民学校時代に教えられていたことがウソだったというような思いはあったんでしょうか？

清水　そう思っておかしくないはずですが、なぜか私の場合、そういう記憶はあまりないのです。

五年生はそんなものかもしれません。父親がクリスチャンで、戦中は反体制的なところがあったので、その影響もあったのかもしれません。戦争中から「この戦争は負けるよ」と言ってましたね。

民間による福祉

清水　学校だけではなくて、福祉も下からの動きがありました。そのことも少し、教育との関連で思い出しておきましょう。

一八八七年に石井十次（一八六五–一九一四）が日本孤児教育会（後の岡山孤児院）を開設します。そもそもは、お遍路さんの女性から、子どもを二人は育てられないので、一人あずかってもらえないかと言われて引き受けたところから始まった。それが口伝えで広まって、孤児院になったそうです。社会福祉制度のない時代に、寄付を集めて運営して苦労されたことと思います。岡山孤児院では、最盛期には一二〇〇名の孤児を養育して、その後、宮崎に移って孤児院を立ち上げますが、石井十次さんは四八歳の若さで亡くなってしまいます。巨額の借金が残ったようですが、大原孫三郎が「石井先生の名前を汚してはいけないから」と、利息も含めてぜんぶ支払ったそうです（兼田麗子『大原孫三郎――善意と戦略の経営者』中公新書）。いまどきの財界人に、そういう懐の深さを持つ人はいないでしょう。

山下　ここまでのお話で、教育にしても福祉にしても、国が上から統制してきたものと、民間人が下から立ち上げてきたものとが、せめぎあっていたということが言えそうですね。

清水　そうなんです。一面的に語ることのできる歴史ではないわけです。

もうひとつ、虐待についての視点も重要です。明治以降、近代に入ってもしばらくは、子どもの虐待という視点はなかったのです。子ども虐待という視点が日本でいつできたか、一九一六年に三田谷《さんだや》啓《ひらく》医師（一八八一―一九六二）が指摘したのが最初です。三田谷医師はドイツへの留学から帰国後、大阪市に児童課がつくられて初代課長になっています。そして、大阪市立の児童相談所、助産院、乳児院、少年職業訓練所をつくった。先駆的な施策だったと思います。

三田谷医師は新聞記事から一一六例の事件を拾い上げて、いまで言う身体的虐待、心理的虐待、ネグレクト、性的虐待などを記述しておられる。医者が児童虐待について語った例としては、世界でも最初であろうかと思います。ずっと後になって、一九六一年に、アメリカの医師ケンプ（Henry Kempe 一九二二―一九八四）が、不自然な骨折のレントゲン写真をみて、おかしいと思って調べはじめ、子ども被殴打症候群（battered child syndrome）を報告して、児童虐待研究の元年と言われていますが、その四五年前に、日本人医師が指摘していたわけです。

一九一九年には、社会運動家の賀川豊彦（一八八八―一九六〇）が「児童虐待防止論」という論文を書いています。ここで採り上げられているのは完全に貧困の問題です。たとえば、赤ん坊を貸す親がいて、それを借りた人が赤子を抱いて繁華街に座っていると、お金をもらえる。その何割かを親に渡す。そういった、いろいろな貧困の実態を書いています。日本では、一九三三年一〇月一日に児童虐待防止法が施行されましたが、子どもの貧困のすさまじさが、法制化につながったと言えます。

そのころの政治情勢を考えると、国際連盟を日本が脱退したり、治安維持法が制定されたり、急速に右傾化が進んだ時代でした。その時代背景を考えれば、子どもを守るといっても、将来の兵卒を傷つけるのは困るという思いのほうが強かったのではないでしょうか。

不登校を多角的に論議するのであれば、貧困や虐待を含めて考えることが必要だと思います。古い時代の話だけではなくて、それはいまに続く問題でもあるわけですからね。いまだって行政上、行方不明の子もたくさんいる。そういう問題意識がすでに大正時代から出発していたのは、押さえておきたいことです。

児童精神医学の始まりは

山下　児童精神医学は、どういった観点から子どもに着目し始めたんでしょうか。

清水　ドイツでもフランスでも、アメリカでも、子どもへの関心は知的障碍から始まっています。目につくことだし、家族にも地域社会にも影響したからでしょうね。社会から排除されていたわけですが、そこを何とかしようというところに、医療が参入していったわけです。

山下　それまでは私宅監置だったりしたわけですよね。それを病院に収容していった。

清水　病院ではなくて施設です。施設化が始まった。ドイツでは、一八八七年にエミングハウス（Hermann Emminghaus 一八四五–一九〇四）が教科書を刊行したのが児童精神医学の最初です。フランスでも同じころに医師セガン（Onezime-Edouard Séguin 一八一二–一八八〇）が、パリ大学精神科の病院で、知的障碍児の療育を始めています。セガンはナポレオン・ボナパルトの圧政を避けて、一八四八年にアメリカへ渡り、アメリカで最初の知的障碍児学校の校長に就任します。

日本でも、児童精神医学は、知的障碍児の観点から始まっています。民間の善意の人による福祉が先行していて、だいぶ遅れて医療が入ってきた。

本来、児童精神科の臨床というのは、医療、保健、福祉、教育の四つの領域が積み重なった上に成り立つ（本書二七頁）ものです。それは、医者にできるところは限られているということでもあります。そこをしっかり理解していない医者は、ほんとうの児童精神科医とは言えません。そういう意味では、日本にどれほど児童精神科医と言える医者がいるか、いささか疑問ですね……。

田中　投薬だけの治療も多くなっているようですね。

清水　それは、おおいに問題ですね。そういう医者には、児童精神科医などと騙《かた》らないでくれと言いたいです。最近、もっと驚く話を聞きました。近ごろの児童精神科診察室には聴診器が置かれていない、と、指導的な立場にある精神科医が教えてくれました。教育相談と児童精神科診療との境目が消えてきたのでしょうか。

二〇〇〇年に愛知県豊川市で主婦が殺害される事件がありましたでしょう。加害者の少年がアスペルガー症候群と鑑定されたことで、発達障害が一躍注目されるようになった。その後、日本児童青年精神医学会に入会する医者が急増しました。何かおかしいですよね。

山下　児童精神医学で不登校に着目したのは、誰が最初と言えるでしょう。

清水　一九三二年にブロードウィン（Isra T. Broadwin）が怠学（truancy）を提唱しますが、この人が最初だと思います。その九年後、一九四一年にジョンソン（Adelaide M. Johnson 一八五九–一九五五）が学校恐怖症（school phobia）

を提唱する。この二つの論文はいずれも、アメリカ矯正精神医学雑誌（American Journal of Orthopsychiatry）に載っています。いまからすると、書く媒体がちょっとちがうように感じますけれど、あの時代、子ども問題については、ほかに書く場所（雑誌）がなかったようです。この雑誌には、米国の児童精神医学が立ち上がったころの論文が、いくつも出ています。当時、子どもの社会問題としては非行が目についたんでしょうね。

ブロードウィンもジョンソンも、着眼点から言えば同じだったのではないかと思います。そのほか、学校ぎらい（reluctance to go to school）、登校拒否（school refusal）、不登校に相当するnon-attendance at schoolなど、いろいろな用語が出てきました。

どんな病気でもそうなんですが、初期のころは、その人の見方によって表現や枠組みが変わるのです。たとえば、一九四三年にカナー（Leo Kanner 一八九四―一九八一）が幼児自閉症の論文を書いた。その二年前に、ブラッドレー（Charles Bradley 一九〇二―一九七九）が、子どもの精神分裂病（現在の統合失調症）の事例を書いていますが、カナーの数年後だったら、そういう見方はしなかったのではないかとも推量される例です。

山下　高木隆郎[†2]さんの場合も、当初は不登校を児童の精神分裂病ではないかと考えていたそうですし、それと似ていますね。

清水　そうですね。従来、精神医学は統合失調症が主要な課題でした。それで、まずはそういう枠組みで見たということでしょう。ところが、入院させると、治ってしまう。これはおかしい、となった。

山下　アメリカでは、カナーが最初の児童精神科医ということのようですね。

清水　アメリカで最初に児童精神科医を名乗ったのはカナーですが、児童精神医学の発想は、アドルフ・マイヤー（Adolf Meyer 一八六六―一九五〇　精神科医）の頭のなかで、最初にできたようです。

カナーはドイツ人で、アメリカに移住して、メリーランド州のジョンズ・ホプキンス大学でマイヤーと出会って精神科に移り、一九三〇年から小児科で精神科医療を担当するようになったんです。しかし、当初は児童精神医学部門は独立したユニットではなく、常設でもなかったようです。ある財団からの財政支援を受けて、常設化していったようです。

以前、一九三六年のアメリカの精神科診療所の住所録を見つけて、子どもだけに特化したクリニックを数えてみたことがあります。一八九カ所ありました。しかし、ニューヨーク州に九〇カ所、マサチューセッツ州に三三カ所と、三分の二は東部の大都市に集中していました（本書第四章）。

日本人で唯一、カナーの下で学んだ牧田清志先生（一九一五－一九八八）は、「カナーに自閉症のことは何も教わったことがなかった」と語っておられました（笑）。ただ、臨床家としての作法は徹底してたたき込まれたそうです。カナーは臨床家だったんですね。だから、あいまいな問題にしっかりした枠組みをつくることができたのでしょう。

自閉症と登校拒否

山下　いずれにしても、アメリカで一九三〇年代に児童精神医療がつくられて、それが日本に入ってくるのは、一九五〇年代ということでよいでしょうか。
清水　そうです。登校拒否については、佐藤修策氏の論文（「神経症的登校拒否行動の研究――ケース分析による」一九五九）が初めてだったのはまちがいないです。同年に、高木隆郎先生が京都市で長欠児の調査を行っていますが、高木先生の頭のなかで、登校拒否という概念があって調査されたのかどうかはわからないですね。調査の

---

†2　高木隆郎（たかぎ・りゅうろう）一九二九年、三重県生まれ。精神科医。一九五六～一九五七年に京都市で長期欠席児童の実態調査を行い、一九五九年に発表した（「長欠児の精神医学的実態調査」）。

結果、後に登校拒否と呼ばれることになる事例も入っていたということでしょう。

一九六〇年に鷲見《すみ》たえ子先生（精神科医／現在は中沢たえ子）が「学校恐怖症の研究」という論文を発表して国立精神衛生研究所（現・国立精神・神経医療研究センター）の紀要に掲載されました。そして、児童精神医学会の第一回大会で報告なさった。第二回大会になると、何ケースか報告されて、いっとき学校恐怖症がブームになってゆきます。

そのあたりで、日本で児童精神医学が始まったと言えます。日本児童精神医学会の設立は一九六〇年の一一月です（一九八二年に日本児童青年精神医学会に学会名を変更）。

山下　児童精神医学の始まりと、学校恐怖症と自閉症の「発見」が同時期だったのはなぜでしょう。

清水　たまたま、そうだったということでしょう。

日本での自閉症についての最初の報告は、鷲見たえ子先生の「レオ・カナーのいわゆる早期幼年性自閉症の症例」（一九五二）です。

議論が活発になったきっかけは、比叡山シンポジウムと呼ばれている、一九五七年の第一回精神病理懇話会でした。精神病理懇話会は、日本精神神経学会のなかにつくられた集いで、おもだった精神科の教授や若手が集まって、その年ごとにテーマを決めて議論していました。第一回の世話人が村上仁《まさし》教授（一九一〇-二〇〇〇）。児童にとても関心がおありで、子どもをテーマにしようと提案したんです。そして、その当時は大阪市立大学精神科におられた黒丸正四郎助教授（一九一五-二〇〇三）と高木隆郎先生にまかせた。

黒丸先生は当時、子ども問題で判らないことがあると、近江学園によく相談に行っておられたそうです。近江学園は、『この子らを世の光に』（二〇〇三年にNHK出版で復刊）で知られている糸賀一雄先生（一九一四-一九六八）が開設された知的障害児の療育施設ですね。糸賀先生（京都大学哲学科卒）と黒丸先生は京都大学の同期で、ずいぶん親しくしておられて、酒を飲みながらいろいろ話し合っておられたと黒丸先生から直接伺いました。

そのシンポジウムで、黒丸先生が精神遅滞（知的障害）のみでは捉えがたい子を二名、近江学園から連れてきて報告されたんです。黒丸先生は、これがカナーが言うところの自閉症だとおっしゃって、その二例をめぐって、いろいろ活発な議論がありました。島崎敏樹先生（一九一二－一九七五）など、錚々《そうそう》たる教授が参加しての議論で、カナーのところへの留学から帰ってきたばかりの牧田清志先生も参加しておられて、お墨付きをもらった。そして、このシンポジウムが児童精神医学会を組織する引き金になったと言えます。

山下　発達障害は、二〇〇〇年以降もクローズアップされて、不登校とも重ねられていますが、出発点も同時期で、不即不離の問題のように思えますね。

清水　二〇一〇年に学会五〇周年で記念誌を出したとき、私は過去の学会誌掲載論文を計量的に振り返ってみたんです。そうすると二〇〇〇年以降、不登校を扱った論文がゼロになっています。発達障害や自閉症論も何度か山あり谷ありで、関心が強まったり弱まったり、そのあいだに拒食症がブームになったり、ボーダーライン・パーソナリティがブームになったりしている。しかし、ベースにはずっと自閉症問題があるように思いますね。アメリカでも「Journal of Autism and Developmental Disorders」という、タイトルそのものが自閉症・発達障害の雑誌が、いまだに続いています。年間頁数は厖大に膨らんできています

今世紀に入ってから、高機能自閉症への関心が高まり、自閉症にからんで学校生活を続けられなくなる児童・生徒が増えてきました。学校適応がうまくいかなくなった子どもたちを引き受けている私立学校は、そのことで新たな課題に直面しています。特別支援教育の範囲を引き受けているそれらの学校へ、新たな公的（財政的）支援が必要な時代を迎えていると考える必要がありましょう。

不登校と自閉症スペクトラムとの関連について論じたのは、日本の栗田広氏（児童精神科医）が最初でしょう（精神科治療学第二巻　六九ページ、星和書店、一九八七）。

高学歴化社会と不登校

山下　不登校が増えた時代は、高度経済成長期で、高学歴化が進んだ時代でもありますね。

清水　私が大学に入ったのは一九五三年、そのころの大学進学率はまだ八％余りだったと思います。一九六〇年代から、急速に大学進学率が高まっていく。その高学歴化の流れと、不登校とはどう関連するのか、考えてもいい主題だと思います。

山下　高校進学率の上昇もありますよね。戦後、新制中学で子どもが中学校に行くようになって、高校、大学と学校へ行く期間が長くなってきたわけですね。

清水　そうですね。

当時は高学歴などという言葉もありませんでした。一九六〇年代以降、大学の数が増え、師範学校が大学になり、大学進学率が急激に上昇した。そこには、戦争で青春の夢を果たせなかった親たちが、「せめて子どもには」という思いもあったのでしょう。

でも、一方で高学歴化は、いまの日本経団連など経営者団体が、高度経済成長を進めるための人材養成を国に要請してきた加圧の結果（宗像誠也『教育と教育政策』岩波新書、木村元『学校の戦後史』岩波新書）でもあるので、国家主義的な側面もあったと思います。戦前の国家主義がどういう事態を起こしたか。それと通底するものがある。かたちを変えて、同じ構造を持っている可能性についても考えておきたいものです。

山下　戦争だけではなくて、経済成長も高学歴化も上からの側面があったわけですね。

清水　外国から経済侵略と批判的にも見られたのでしょう。しかし高学歴化の内実を見れば、大学が乱立して、いろんな名前の学部がやたらと増えて、大人数授業で内容にとぼしい。粗製濫造と言うほかない。そんなことに、親も子もあおられてしまって、そんなのでいいのかなと疑問を感じる子はワリを喰ったと言えます。そういう意味では、不登校と高学歴ブームとは関係があるのでしょうね。

一九六〇年代に高校全入運動が始まって、高校が増設され、一九七四年には高校進学率が九割を超えます。不登校の数は、一九六六年の統計開始から減っていって、一九七五年から増加に転じる。

不登校が減ってきたのは、全入運動の結果とも言えると思います。しかし、なぜ増加に転じたのかは、よくわかりません。いろいろなことを言う人がいますけれど、あまりいい説明はないように思います。

いずれにしても、大学の粗製濫造は、日本の教育を大きく乱したと思います。

山下　大学や学部は増えても、かたちばかりで、多くの子ども・若者にとって、進学の意味も空虚にならざるを得なかったと言えるでしょうね。

清水　そうです。高学歴化は、大学に行く行かないにかかわりなく、若い世代に悲劇を与えていると思います。勉強が大好きで、研究者を目指して進学する人は別にして、多くの子ども・若者にとっては、高等教育の意味がわからない。

政府は、いまごろになって給付型の奨学金を創設するなどと言っていますが、そんなことでは追いつかない、基礎構造の問題がある。偏差値という数字や学歴で人間が査定されてしまっている。教員にも結果が求められるし、小学生にまで選別のまなざしが入ってしまっている。これは大きな問題でしょう。

山下　何のためか、よくわからないことのために、がんばらないといけなくなっている。

清水　子どもだけではなく、保護者も教員も見えていない。それなのに競争させられて、ちょっと一服したい子が生きづらくなっている。遅咲きの子もつぶされている。金子みすゞの「みんなちがって、みんないい」という詩（『私と小鳥と鈴と』）が、いちばん伝わらないのが教育界です。

「不登校」という言葉は

山下　不登校という言葉は、清水先生が最初に使い始めたということですが、その経緯を教えていただけますでしょうか。

清水　一九六五年七月六日の火曜日、午後一時から、大阪大学病院の精神科外来診察室で思春期外来診療を始めました。それまでも、思春期に関心を持っていた精神科医はいたのだけれど、定期的な思春期外来を始めたのは、これが最初です。その準備をしていたころ、「不登校」という言葉をふと思いついたんです。学校恐怖症（school phobia）と登校拒否（school refusal）は、言葉の感覚からして、逆方向の意味を持つ表現ではないかと思ったんですね。定義もされていないし、まずは「不登校」という言葉で、ひとつのバスケットに入れておいて、後で整理すればいいと思ったんです。アメリカで何人かの人が「不登校」に相当するnon-attendance at schoolと表現していることは後に知りました。

山下　翻訳ではなかったんですね。学校恐怖症（school phobia）と登校拒否（school refusal）が逆方向というのは、どういうことでしょう。

清水　恐怖症（phobia）は、いわば、ビビっているわけでしょう。それに対して拒否（refusal）は意志表示でしょう。だから別物かと思っていたのです。一九六五年というと、六〇年安保のあと、全共闘の大学紛争の前の時代ですから、拒否（refusal）という言葉に見合う青年も、たまにやってきていました。なんで学校に行かないといけないのか、自分で勉強したほうが効率いい、という感じでね。これぞrefusalという感じがあった。

あるいは怠学（truancy）がぴったりという子もいた。学校に行かない子のなかには、いろんな子がいたから、最初にラベリングをして仕分けてしまうと、ラベルに合致するように観てしまうと思って、思春期外来を始めるときに、「不登校」という言葉をつくったんです。

田中　思春期外来を始めた経緯を教えてください。

清水　一九六五年の春に大学院を出て博士号を取得しましたが、それまでは離人症の研究をしていました。それなりにおもしろかったけれど、そんなにいつまでも研究を続けるほどの材料ではない。次に何をやるかと考えたとき、統合失調症の好発年齢は思春期であるにもかかわらず、思春期に焦点を当てた臨床をする精神科医がいなかった。それで、同期の精神科医数名でやってみようと思ったんです。

しかし、思春期外来を始めてみたら、医局のほかのドクターは、統合失調症なら自分たちでも治療できる（薬物療法中心の臨床）と思っておられたのか患者を紹介してくれない。そして、不登校は病気かどうかわからない、どう相手すればいいかわからないということで、どんどん送ってくる。拒食症や自己臭症の患者もですね。不登校外来とまでは言わないけど、一時期はかなり不登校の数が多かったです。

田中　同じく大阪大学ご出身の藤本淳三先生が「登校拒否は疾病か」という論文を一九七四年に書かれていますが、当時、阪大のなかで、登校拒否を疾病とみなすことを疑問視する認識があったのでしょうか？

清水　ありました。藤本さんは大学の同級生です。

田中　そうだったんですね。学会で不登校という概念を使われたのは？

清水　一九六八年の日本児童精神医学会シンポジウム「思春期心性とその病理」で初めて使いました。その二年前、一九六六年に「学校精神衛生」というシンポジウムが同じ学会でありました。そこで京都市児童院の松下裕《ゆたか》氏が「情緒障害児と学校生活」という論文を発表しています。この報告で情緒障害児とされた者は六七名あり、それをさらに、学校恐怖症の神経症型であるとか怠学型であるとか、未熟型であるとか、細かく分類されていたんです。

それを受けて、細かな分類よりも、まずは大枠で捉えたほうがよいと私は思って、一九六八年のシンポジウムで「不登校」という概念で発言しました。

それから、一九七八年の学会で「思春期登校拒否児童の治療・処遇をめぐって」というシンポジウムがありました。そのときに、阪大病院精神科の一九五五年以降の外来カルテをぜんぶ見ました。昭和三三年（一九五八年）から昭和三五年（一九六〇年）にかけては、すごく低いけれど、その後、昭和四九年（一九七四年）まで上昇の一途をたどっています。ちなみに最初の一例は病名欄に「学校に行かない子」と書かれていました。病気かどうかわからなかったんでしょうね。

山下　昭和四一年（一九六六年）から急上昇していますが、思春期外来の開設と関係していたんでしょうか。

清水　どうでしょうね。無我夢中だったから、増えているという実感よりは、不登校の子が来るのがあたりまえという感じになっていました。だんだん受診児も医師仲間も増えてきて、週一日では対応しきれなくなって、週二日に増やして、夜七時くらいまで外来をやり、その後にケーススタディをしていました。

田中　思春期外来に来ていたのはどんなタイプの子だったんでしょうか？

清水　タイプ分けしないために不登校という概念をつくったわけです。そのころは不登校をどう分類するかということよりも、私が悩んでいたのは「これは病気なんだろうか？」ということでした。病気と断言できないものを健康保険で診療して診療報酬を請求することは許されるのか、という倫理的な悩みもありました。

ただ、そういう問題は、不登校にかぎった話ではありませんね。思春期外来をやっていると、いろんな子どもが来て、結局、病気ではなかったけど、伴走して付き合っていたことが、その子が大人になっていくうえでの添え木になったということは、いろいろとありました。その典型的な事例を『思春期のこころ』（NHKブックス、一九九六）に書いておきました。私自身、だんだん開き直っていきましたけれども、理念的にどうなのかは、ずっと考えていたことです。

そこに答えを与えてくれたのは、ドイツに留学したときに師事したミュラー・ズーア（H. Müller-Suur 一九一一―二〇〇一）教授でした。ミュラー・ズーア教授は、精神病理学の方ですが、私の悩みに対して「そんなふうに考えることは何も必要ないんだ」と言って、「Bitte um Hilfe」という言葉で語ってくださいました。つまり、助けを求めて医者のもとにやってきた人は、ぜんぶ患者なんだということです。そう捉えればいいんだ、と。

学校精神保健の取り組み

一九六九年から大阪府岬町の公立中学校で学校保健の仕事を始めました。その学校の生徒が軽いノイローゼで通院していて、学校でもその子を支えてやることはできないかと、生徒指導主事が私のところまで相談にきたのがきっかけでした。

具体的には学年始めに、知能テストと、バウムテスト（樹木画テスト）、思春期用のSCT（Sentence Completion Test：文章完成法テスト）の三セットを一年生全員に行って、それを大学に持ち帰って臨床心理技術者がスクリーニングします。気になる子をピックアップして、それを七月ごろ学校に持っていき、二泊三日で一クラスに二時間か二時間半くらいかけて、担任とディスカッションするんです。学校のほうからも、気になる子を挙げてもらって、学校と医者と、どちらかが気になった子について、ショート・ケーススタディをする。わりと早くに教育委員会が予算化してくれました。

山下　医者の仕事としては、だいぶはみだしているけれども、だからこそ見えてきたことがあるのですね。

清水　そうなんです。診察室だけでは見えてこない部分が子どもには多いのですね。私は好奇心・のぞき見根性が強くて（笑）。病気ではない、ふつうの子どもとも付き合いたかったのです。

田中　先ほどの中学校でのご実践は、『青年期の精神科臨床』（清水將之編、金剛出版、一九八一）で北村陽英《あきひで》先生が書かれているものと同じでしょうか？

清水　そうです。北村さんの博士論文（「思春期危機の継時的研究」精神神経学雑誌、一九七九）のテーマでもあります。私がドイツ留学で大阪を去ったあと、この中学校での仕事を北村さんが引き継いでくれました。

田中　その中学校では不登校の事例はどれくらいありましたか？

清水　不登校はあまりなかったです。医者としては現場へ行って早期に問題を把握して、早期に支援を開始すれば、予防効果が生じるのではないかという思いはありました。結果、長期化する不登校はほとんどいない時期もありました。

山下　学校の教員との具体的なやりとりは、たとえばどんな感じだったのでしょう？

清水　初めは、他人行儀のような雰囲気がやはりありました。
　でも、一九六〇年代の終わりごろだったにもかかわらず、精神科医が教育現場へ入ってゆくことへの抵抗は感じられませんでした。さりげなくこころ配りしてくださっていた当時の教頭先生の存在が大きかったように感じました。それに一人ひとりの生徒の姿や家庭背景を具体的に思い描く作業をご一緒に続けていますと、自ずと、学校教員という裃が脱げてきました。酒席のお付き合いもし、子どもをまなざす見守るおとな同士という共通視点が育ってきました。

山下　岬中学校のような精神保健の枠組みは、全国的にも例がなかったのでしょうか。

清水　長期的に同じ学校で継続するというのは、いまでも、ほかに例がないと思います。

山下　ケース会議を開くことは、めずらしくなくなっていると思いますが。

清水　そうですね。でも実際のところは、やりましたという形跡を残すためであったりして、ほんとうに、その子を大事にしているわけではないことも多いでしょうね。要保護児童対策地域協議会（要対協）も、機能していないところが多いことと似ています。

養護教諭の役割

山下　先ほど、ドイツで「助けを求めて医者のもとにやってきた人は、ぜんぶ患者」と教えられたとおっしゃっていましたが、そういう意味においては、学校のなかでは養護教諭の存在が大きいと、清水先生は指摘されてますね。生徒が「おなかが痛い」と言ってくれれば、診断して治療的に対応するというよりも、子どもの訴えをそのまま受けとめる。そういうことが大事なんだと。

清水　私は一九九〇年代から養護教諭に関心を持っていて、『養護教諭の精神保健術』（北大路書房、二〇一三）という本を書きました。

一九九〇年ごろ、児童青年精神医学会の教育に関する委員会で、高木隆郎先生が養護教諭の現状を勉強しようと提案されて、学会の教育に関する委員会に、中・高の養護教諭の方を招いて話をうかがったんです。そこで示された円グラフでは、来室生徒の割合が上半分が外科系疾患、下半分が内科系疾患になっていて、きれいに二分されていました。「精神疾患はないの？」と聞いたところ、外科系も内科系も、ほとんどメンタルの問題が関係していると言われたんです。それは衝撃的で、その後、養護教諭とかかわるようになりました。

一九九六年に山形で児童青年精神医学会があり、その翌日に山形市内で、ケーススタディをしました。それから毎年、学会のたびに、あちこちでやりました。学会出張のついでに勉強会をしますと向こうも旅費を考えないで済みますね。途中で切れてしまったり、根付かなかった地方もありますが、いちばん続いたのは山形と青森と函館です。いまでも、青森の児童心理治療施設（情短施設）ケーススタディには通っています。情短は二四時間交代勤務なので、全職員が参加するためには二日間滞在して、半日ずつ。一ケース三時間くらいかけてケーススタディをします。宿泊しますから、その晩の飲み会で、いろいろ職員とおしゃべりして、そういうなかで見えてくることもある。まあ、ふつうの医者がやらないことを、いまでもやってます。

山下　八〇歳代にして、活動的でいらっしゃいますね。
清水　多動爺と言われています（笑）。
山下　生野学園[↑3]にも関わっておられるそうですね。
清水　前理事長の森下一さん（精神科医）から相談を受け、二〇〇一年に日本子どもの未来研究所をつくったり、生野学園二〇周年記念本の編集をお手伝いをしたり、講演会の講師を紹介するなどして関わってきました。生野学園は、一人ひとりの生育可能性をしっかりと見明かし、そのところに子どもたちが自分自身で気づいていく作業へ、信じられぬほどに根気よく教員たちが寄り添い、そっと支援し続ける学校です。

いまは不登校の子を、無責任に引き受けてしまうところも多いでしょう。通信制や単位制高校でも、ほんとうにひどい実態がある。月一回、出席する生徒が五〇％以下でも助成金をもらっている。最近、ウィッツ青山学園[↑4]が問題になりましたが、当然のことだと思います。安易な道に保護者が流れる風潮の時代、誠実に事を進める生野学園は、生徒募集に大きな努力をしています。
山下　営利目的で規制緩和を利用している学校も増えているように思います。

稲村問題をめぐって

山下　登校拒否と医療をめぐっては、一九八〇年代に、稲村博さん（一九三五–一九九六）の入院治療をめぐって学会でも問題になりましたが、こうした問題はどのようにお考えでしょうか。
清水　戸塚ヨットスクールの問題もありました。あれは言ってみれば、不登校史の恥部ですね。戸塚宏は刑法犯として服役したので、法的には責任を取りました。でも、戸塚ヨットスクールは、いまでもやっているようですね。幼児教育と称して、三歳児に海でサーフィンをやらせたりしていて、子ども虐待防止学会でも問題になっています。

稲村氏の問題については話しにくいところもありますが、学会としては一定の批判をしたわけです。他方、あの事件では報道のあり方にも問題がありました。たとえば、国会議員や県知事などをなさった堂本暁子さんは、当時TBSの記者で「精神分裂病の人でもイヤがる閉鎖病棟に、不登校の子どもを入院させている」とコメントしていました。それはひどく差別的な物言いだったと思います。

ひきこもりにしても家庭内暴力にしても、数から言えば不登校していた時期にうまく支援できていなかった人が非常に多いという問題はあると思います。

それは無視できない問題ですね。不幸せな状態にならないため、不登校の段階で何ができるかを考えないといけないと思います。そういう意味でも、早期に関わったほうがいいのはたしかです。関わる人が教師なのか医者なのかが問題ではなくて、単一の人ではなく、システムとしてセーフティ・ネットがあることが大事だと思います。

山下　稲村さんがおっしゃっていたこととして、早期対応だけではなく、入院治療のあり方が問題になったわけですよね。そのあたりはいかがでしょう。

清水　そうですね。入院させていた人数も多かったですね。国立大学に勤めながら民間病院でやっていましたから、兼業問題で告発されることもあり得たのではないでしょうか。

田中　清水先生は、不登校の子が家で親に責められているとき、入院でいったんリセットすることも必要だと書かれていますね。

---

†3　生野学園——兵庫県朝来市にある、不登校を経験した子どもたちを対象とした全寮制の中学・高等学校。一九八九年設立。

†4　ウィッツ青山学園——三重県伊賀市にある株式会社立の高等学校。二〇一五年、広域通信課程における就学支援金不正受給や、学習指導要領違反などが発覚して問題となった。二〇一六年、同校は閉校し、伊賀市は学校運営を学校法人神村学園に変更した。

清水　そういうことは、あり得ます。入院が絶対ではなくて、入院が必要な場合、必要な時期もあり得るということです。子どもを親から離すためには、病院はいいシェルターになります。専門家のいる、安全なシェルターですね。

田中　治療というよりも環境調整として必要ということでしょうか？

清水　そういうことです。

田中　稲村先生は、社会復帰を早めるために投薬治療も必要だと書いておられましたが、清水先生は投薬はどのようにされてきたのでしょうか？

清水　たまには使いました。睡眠リズムを調整するため睡眠導入剤を処方したり、いらつきがひどいときに、本人が納得すれば、軽い安定剤（トランキライザー）を出したり。しかし、治療の主役が薬なんてことは考えられないです。

田中　「治療の主役」というのは何になるのでしょうか？

清水　育ちをサポートするネットワークをどう構築するかです。

山下　そこに力を注がれてきたということですね。しかし、一方で精神医療の流れとしては、むしろ投薬治療一辺倒になってますね。

清水　そうですね……。とくにＡＤ／ＨＤなんて薬物療法だけでしょう。メチルフェニデートなぞ、十数時間効くだけです。療育を抜きにして、治療は考えられないです。

田中　『青年期の精神科臨床』（金剛出版、一九八一）は、渡辺位[†5]さんが一章書いていますが、渡辺さんとお付き合いがあったのでしょうか？

清水　共著を出したり、シンポジウムでお声かけしましたが、その程度でしたね。渡辺さんはがんばっておられたとは思いますが、私からすると、社会批判がやや先走ってしまっていたように思います。児相臨床や臨床心理など、現場で苦労しておられた方たちからは、「よくぞ言ってくれた」という声もあったようです。私は、批判や批評よりも、学校現場でのケーススタディを重視していました。医者だけではできないことを、具体的に誰とどう組むか。商人の町の大学を出ているので、私は実務家なんです。

山下　社会的批判に傾きすぎていたということでしょうか。

清水　渡辺氏にかぎらず、全般に社会批判へ傾きすぎていた時期はあったように思います。たとえば、一九九二年に新潟で「不登校問題を巡って」という講演を行った際、質疑の時間に、現地の親の会の方から批判されたことがありました。奥地圭子さんたちの全国ネットワークの方ということでしたが、とにかく専門家としてかかわることがよくない、不登校をあってはならないものとして見ているのはよくない、というような批判でした。よく聴いていただければ、私がそのような考え方をしている人物ではないことは理解していただけたと思うのですが、やや硬直した批判だったように思いました。

山下　そこには、不登校が精神医療の問題にされすぎていたことへの批判もあったのだろうと思います。不登校というのは、精神医療と重なる部分もありますが、そこでは切り取れない面も多く含みますね。社会的な視点は不可欠と思います。とくに、いまは発達障害に傾きすぎて、不登校から問われていた社会的文脈は、忘れられてきている面もあるように感じます。清水先生は、不登校という概念で、社会的文脈も含めて包括されようとしていたのだと思いますが、そのあたりはいかがでしょう。

清水　社会的視点は必要不可欠です。たしかに、医者でも医療の視点のみで仕事をしている人が圧倒的に多いです。最近だと、認知行動療法のみとか。

---

†5　渡辺位（わたなべたかし　一九二五-二〇〇九）——児童精神科医。不登校を個人の問題とみるのではなく、学校のあり方や社会のあり方を問う問題として捉え、不登校の運動に大きな影響を与えた。

しかし、くりかえしますが、とくに児童思春期は、セーフティ・ネットが必要な年ごろです。自分だけでは生きていけない年ごろ。さりとて親には相談できない、したくない時期。複雑化、硬直化した社会のなかで、いかにセーフティ・ネットを構築できるか。そこに着目しない人は児童・思春期の臨床家とは言えません。そういう臨床家を育てていくことが、児童精神科医としては必要なことだと思っています。

山下　今日は長時間、ありがとうございました。

全国不登校新聞社によるインタビュー記事に加筆。取材は二〇一七年一月三〇日

第三章　子どもと災害

一　私の出逢った災害

自然災害について私が記憶に遺している最も古いものは、一九三八（昭和一三）年七月五日に起こった阪神大水害の情景です。三日前の七月三日から続いていた大雨が鬱積したため、芦屋川に架かる阪急電車の鉄橋に流木が堆積してダムのようになり、とうとう五日には堤防が我慢できなくなって決壊した洪水だったようです。谷崎潤一郎の名作『細雪』にも、この日の情景が描写されています。

幼児記憶のいちばん古いものは、通常四歳ころの衝撃的なできごとである、と心理学の教科書には記されています。わたしの場合は、平均的な経験記憶なのでしょうか。

このとき、芦屋（当時は、兵庫県武庫郡精道村打出）の自宅は三寸ほど（約一〇センチ）盛土した上に建っていたので被災は免れましたけれど、自宅前の道路は川と化し、滔々と泥水が流れていました。お向かいや東隣りなど周囲の家々は床下浸水を蒙り、顔見知りのおじさん、おばさんたちが水を掻き出す作業に追われている姿を、五歳上の姉と並んで二階の縁側から眺めていました。どのような気持ちであったかまでは、記憶にありません。

その次は、一九四五年三月一七日。米戦略空軍司令官で参謀長に就任する少し前のカーティス・ルメイが策定した米空軍による、神戸の大空襲です。自宅に被害はなかったけれど、神戸市内に焼夷弾が降り注ぐのが、線香花火のように西の方角に望見されました。でも、そのことが災害であると認識するのは、半世紀後のことでした。

この月の末、母方祖母の暮らす福井県山間《やまあい》の農家へ縁故疎開したので、それ以降に激化した戦争の悲惨さを知ることなく、片道一里（四キロ弱）を徒歩で国民学校へ通っていました。新聞は取っておらず、ラジオを聞いた記憶もなく（農家の祖母宅に当時、ラジオがあったのかどうか、定かではない）、電気は夕暮れになってようやく通じるという生活でした。お陰で、大本営発表の虚偽報道に触れることなく過ごせました。

農村で昔ながらの一汁一菜程度の簡素な食事ではあったけれど、飢えとは無縁の日々でした。学校では、木製の銃剣で藁人形を突くとか、円筒状の木切れを握って線の引かれたところまで走り、力一杯投げる（手榴弾を投げる練習）など、思い出せば笑えてくるような本土決戦用の鍛錬を受けていました。

米軍による占領初期に、教科書の不適切部分を墨で塗りつぶす作業が学校で子どもたちが強制されていた、とよく述べられています。だけど、そのような作業を行った記憶は、私にはまったくありません。記憶にないとは恥ずべきことかと考えて、そういった話題が出ると一歩引いておりました。何年前になりましょうか、同業で同じ一九三四年生まれの精神科医中井久夫氏と話していて、中井氏も「まるで記憶がない、解離が起こっているのだろうね」と説明され、納得しました。

敗戦後の占領軍にからむ鬱陶しい話については、あれこれ思い出すことがあります。でもそれらは、戦争末期の沖縄でどのような歴史が刻まれていたのかという記録を読むようになって以降、私の記憶など他愛ないものとなりました。

二　一九九五年という経験

一九九五年一月一七日早暁、阪神淡路大震災が発生しました。六〇歳にして初めて、被災した子どもの支援活動を指揮することとなりました（柳田邦男『人間が生きる条件』岩波書店、一九九七）。日本児童青年精神医学会理事長の任にあった私は、会員からの要望に応じて、神戸市児童相談所で支援の組み立てを手探りで始めました。自然災害被災児に対する精神保健支援という企ては、当時の日本にはまだありませんでした。児童精神科医による電話相談を始めようという単純な発想しか、残念ながら私には浮かびませんでした。

被災地阪神間の精神科診療所で子どもの事例を引き受けてくれるところを書き込んだ地図を、児童相談所に勤務する児童精神科医井出浩氏に作成を依頼しました。児童精神科医が来れば、直ちに電話相談活動を始めることができるであろうと考えていました。もし入院を必要とする児に出会ったときのため、後送医療機関の道筋も定めました。ついでに申しますと、児童相談所は保護しなければならない子どもの簇出《そうしゅつ》を危惧して、北陸方面の児童相談所一時保護所や児童養護施設に連絡して、受け入れ余地を確保していました。でも、後方搬送病院も子ども施設も、活用することなく終わりました。

しかし、電話相談利用はわずかでした。相談に来られた市民はゼロ。恥ずかしながら、その後の経験から顧みればこれは、随分と単純な発想でした。無定見に、即興的に思いつくことを手あたり次第に試行していた次第です。

一九九五年は、十五年戦争に敗れて丁度五〇年目の年でもありました。それに伴うさまざまなことが続いた一年でもありました。

五月二九日、私の配偶者にとって母親の五〇回目の命日でした。五〇年前のこの日、横浜大空襲があり、沢山の市民が米軍による無差別爆撃（これもC・ルメイの仕業）の犠牲となりました。当時、国民学校五年生であった妻は二年下の妹を連れて新潟県魚沼へ集団疎開していました。厳しい生活状況の中で小学校年代の姉妹がどのように運命を受け入れていたのか、語ることはほとんどありません。岳父は、娘二人に事実を伝えに行ったときの心労を言葉少なに聞かせてくれたことがありましたけれど、詳しくは聞けませんでした。

六月二三日は、沖縄鎮魂の日でした。さまざまな慰霊・鎮魂の催事が各地で執り行われました。形式的にはこの日に交戦を終えたということになっていますけれど絶えたわけではなく、そのことを知らされず、さらに逃げまどっていた方々の記録がいくつもあります。

月日が定かでないのは、敗戦の日も同じです。日本政府は八月一五日に政府主催の慰霊祭を挙行しています。ポツダム宣言を受諾して敗北を認めると交戦国に打電したのは八月一四日、この日の深夜以降は（ソ連を除く）連合軍は戦闘行為を止めたはずです。外交手続き上は、戦艦ミズーリ号艦橋で重光葵外務大臣（全権団長）と梅津美治郎参謀総長が降伏文書に署名した九月二日となります。中を取って、仏教の盂蘭盆《うらぼん》を新暦に移して八月一五日に行政的な式典を企画している、ということでありましょうか。

いま、「ソ連を除く」と記しましたけれど、ソ連の戦争終結が定かでないのは、中国東北部のみではありません。南サハリン（旧樺太）から婦女子を中心とする引揚者を載せた小笠原丸、第二新興丸、秦東丸の三隻が、ポツダム宣言受入れの八日後、降伏文書署名の一二日前であるこの年八月二二日、北海道留萌沖でソ連潜水艦から攻撃を受け、一、七〇八人の日本人が犠牲になりました（吉村昭『鳥の浜』文春文庫）。戦争は市民にとって常に不條理なものです。それぞれの国の人が、不條理な犠牲者が遺した史実を忘却しないこと、これが大切です。

海外からも強い関心を向けられていた五〇年目総理大臣談話は、村山富市総理大臣（社会党党首）が侵略戦争を引き起こしたことへ謝罪の言葉を表現して、大方の納得を集めました。

支援活動の中で、感動的な出会いも多々あり、マスコミから蒙った苦労も沢山ありました。マスコミ対応の苦労は、同年の三月二〇日に解消しました。この日、オウム真理教（現在、アレフ）がサリンによる大きなテロ活動を行い、メディアはほとんど関東へ流れてゆきました。後年、出向くことになった東北の被災地でも同じような苦労話を耳にすることになります。「マスコミに付き合うのは鬱陶しいけれど、報道されると物資が届き、ヴォランティアも沢山やってくるんだよなあ」といった嘆きをあちこちで耳にしました。

このテロ事件に関連して、山梨県のオウム真理教施設から山梨県中央児童相談所が救出した子どもたち数人と、臨床的に付き合うこととなりました。山梨県中央児童相談所が一時保護した子どもたちは、それぞれ出身地の中央児童相談所一時保護所へ戻ってきました。当時働いていた県でも三人の子どもを受け容れ、中央児童相談所医師を兼務していた私は、お世話を手伝うことになりました。一人は発達査定をも含めて暫く入院もしてもらいました。いずれも精神医学的問題を背負うことなく、児童養護施設などで健やかに育っていってくれました。

神戸では多くの仲間たちと子ども支援活動を行いました。しかし、急性ストレス障害も心的外傷後ストレス障害も、成人から子どもまで、一例とてお目にかかることはありませんでした。

ＰＴＳＤの第一症例に出会ったのは震災と同じ年の秋、父親の同僚家族たちと遊びに出かけて海難事故に遭遇し、父親と弟が流されてゆき、「助けてあげて」と絶叫し続けたにもかかわらず、十人近くいた大人は誰一人救助しようとしなかった状況を目撃をした小学生でした。このときは、県教育委員会から電話で依頼されて治療を引き受けたのですから、阪神淡路大震災が起こったときには知られていなかったＰＴＳＤという問題が、八カ月後にはもう一般市民にまで知識が行き渡っていたのでしょう。

少し、時間を戻します。阪神淡路大震災が発生した当時、私は三重県の児童精神科病院（現、三重県立子ども心身発達医療センター）の管理者をしており、土曜・日曜のみ、神戸市児童相談所に出かける暮らしでした。まだ初老期であったとは申せ、休暇が月に一日という数カ月は、かなりの負担を自らに課するものでした。

神戸市児童相談所では、電話相談を引き受ける精神科医を集めるために、学会員名簿を見ながら電話をかけ続けました。顧みればこれは、思わぬ効果を災害支援史にもたらしてくれました。複数のヴォランティア医師がやってきた日には、一人を電話対応に残して、他の医師を、避難所や諸々の子ども施設を巡回する児童相談所職員に同伴させました。これらの医師が避難所で相談を受けた件数は、電話相談件数の二倍を超えました。そして、この時被災地を巡回し実情を実見してくれた児童精神科医の多くが、その後の災害被災地へ自発的に出かけてくれるようになったのです。

大都市における直下型大地震ということで、多方面からの関心が神戸へ向けられました。延べ一三七万人ものヴォランティアが参集したこと、沢山の地方自治体が消防車を阪神間へ派遣してくれたにもかかわらず、放水車のホースはゲージが自治体によって異なるため連結できず、そのため海岸線に沿って広がる被災地でありながら、海水を消火に利用することができませんでした。これ以降、全国の消防車に同じ規格のホースが搭載されるようになったこと、など、神戸の災厄から始まった事柄は少なくないようです。黄泉に住まいを移した方々も、その様相を遠方から眺めて納得しておられるのではないかと祈っております。

そのように多くの関心を集めた阪神間被災地も、二カ月半後に年度末を迎え、それを契機にほとんどの支援活動は終了することになりました。確か、自衛隊も四月中に撤退したと記憶しています。支援活動を差配しつつ、自ら被災者でもあった私は、こんな状態で支援を終えていいのかと、いささかの不全感を抱いていました。振り返ってみれば、外部からの支援へ依存心が生じなくて、あれで良かったと思っています。

子ども支援の基地となった神戸市児童相談所は、新年度（一九九五年度）にまとまった予算を厚生省からつけてもらい、中期的子ども支援の活動を始めることになり、そのお手伝いをするために一年間、不定期に神戸市児童相談所へ通いました。児童相談所の建物も耐震診断で要修理物件となり、数年間、神戸市社会福祉センターへ仮住まいとなりました。文部省が行った育児不安を抱く被災地の保護者への相談など、単発的な仕事はあれこれ続きました。そのような日々の中で、自分たちは一体どれほどのことをしたのか、すべきだのにできなかったことは何か、といささか悶々とした一年でした。

一九九六年の三月下旬、児童相談所の職員たちが厚生省への報告書作成の打ち上げ会をするというので、副委員長をしていた私も参加しました。隣の席で飲んでいた児相判定課三宅芳宏主幹が、「あのころ（震災の直後）は、毎日、精神科の先生方が来てくれていたので、われわれも思い切って働けたのだなあ」（急性ストレス障害の子どもを見つけたとしても、医療的に支えてもらえる、ということであろう）としみじみ呟いているのを耳にしました。そのとき、よく語られていた“not doing, but being”という中井久夫氏が流行らせた言葉の意味をようやく理解できました。震災発生から一年数カ月、三重県と神戸と二足の草鞋を履いて駆け回る暮らし、振り返ってみて、心身がよく持ったものだと我ながらあきれました。そこへ、何気ないこころ配りを注ぎ続けてくれていたのが八歳年下の三宅氏であったと数年後気づきました。彼は、火事場の中での私の守護神のような存在だったのです。

神戸で被災地の巡回相談を経験した児童精神科医たちは、二〇〇四年一〇月二三日に新潟県中越大地震が発生した際には、学会が呼びかけるまでもなく、多くの臨床医が自発的に被災地へ出向いていました。この間に、携帯電話も電子メールも急速に普及し、医師たちは相互に連絡を取り合い、支援地の重複を避け、見出した（診察した）症例に関する情報を伝達し合っていました。学会としては、申込者によるメーリング・リストを構築するのみで済みました。

この年は、日本の児童精神医学における災害支援活動の出発点と表現して宜しいのでしょう。

二〇一一年三月一一日に発生した東日本大災害は、地震が周辺部分に位置づけられ、核発電所炉心の溶融による放射線被害と広範囲の巨大津波被害という、これまでの日本が経験したことのない被災地の容貌に対処させられることになりました。

厚生労働省の対応も、それまでとは異なっていました。災害発生当日に、全国各自治体へ独自に災害地へ出向くことを制止し、公的に継続して派遣できる職種別人数（精神科医欄に人数を記入する際には、児童精神科医を含む場合はその旨再記入を求められた）報告させ、発生当日の内に、自治体別に職員派遣地域を指定（高知県は岩手県山田町、など）しました。大型・広域災害が発生すれば、このような支援のありかたが、これからも続いてゆくのでしょう。

三　阪神・淡路大震災を経験した後に

あれこれ神戸で働いていた中で、さまざまな人々との交流を経験しました。震災を契機に、親を病気等で亡くした子どもたちに奨学金を貸与しているあしなが育英会という団体とのお付き合いも始まりました。翌一九九六年秋に神戸と東京であしなが育英会が開催した災害とこころのケアに関する国際シンポジウムにも招かれ、ハーヴァード大学でグリーフ・ケアを研究しているワーデンJ. W. Worden教授たちと討論したりもしました。

阪神淡路大震災から四年後、あしなが育英会は地震で遺児となった子どもたちへのこころのケアを目指して、神戸市東灘区本庄町に神戸レインボーハウスという施設を設立しました。これは、米国オレゴン州で活動しているダギー・センターという、親を亡くした子どもたちのこころのケアを、専門家ではない市民ヴォランティアを養成して行う施設があると知り、指導を受けて始められたものです（清水將之『災害の心理』創元社、二〇一二）。県も市も、親を亡くした子どもの数は把握しておらず、今後も調査する予定はないと聞かされたあしなが育英会は、自力で探し始めました。こうして自ら見出した五七三人の遺児たちへさまざまな支援を続けました。かれらが社会人となって巣立っていった現在、この施設は、病死、自死、事故死などで親を失った子どもたちを支える機能として作動しており、残された保護者にはピア・カウンセリングの場・癒しや憩いの場としても役立っています。

一九九九年八月一七日、午前三時一分に発生したトルコ北西部大地震（マグニチュード七・四）の際には、神戸レインボーハウスの職員樋口、八木氏らと現地へ向かいました。児童精神科医が海外の災害支援に出かけるというのは、これが初めてのことだったと思われますので、少し具体的に記録しておくことにします。

異国の支援へ向かうといっても、どこで何をしてよいのやら、神戸市で支援を始めたときと同様の戸惑いがありました。先ず、四年毎に開催される国際児童青年精神医学会（ＩＡＣＡＰＡＰと略称され、一九九〇年には京都市国際会議場で開催された）の参加者名簿を見て、トルコから毎回参加している人の名前を見つけ、連絡を取りました。

この方はアンカラ大学にお勤めのソーシャルワーカーで、「大学へ来て講義してもらえると嬉しいけれど、ここは被災地から遠方なので震源地に近いコジャエリ大学のコスクンA. Koscun医師に連絡を取るのが宜しかろう」と、住所や電話番号などをファクシミリで伝えてくれました。

早速、先発で現地入りしていた樋口さんに、当人と会って打診するよう依頼しました。数日後、「会ってきたけれど、随分ツッケンドンでおっかない女性医師」だとファクシミリが届きました。私の滞在期間を告げると、「一〇月一二日の午前一〇時に来るように。人を集めておくから講義しろ」と言われたとのことなので、とにかくトルコ航空機で現地へ向かいました。

一〇月九日深更に首都アンカラへ到着。翌日、駐トルコ森元誠二大使を表敬訪問した後、被災地へ向かいました。一二日、イズミト市のコジャエリ大学へ行き、コスクン医師に挨拶。名乗り、握手してまず、「次々と災害支援と称してあちこちから人が来た。あなたで一一カ国目だ。皆、講義をしただけで、すぐに帰っていった」と厳しい挨拶の言葉を投げかけられました。

集まっていた十人余りの精神科医（イズミト市には一九人の精神科医がいるとのこと）を相手に、「自分は児童精神科医だけれど、トラウマ治療の経験はない。神戸で経験したことについて、事例を中心に語ってみたい」と一時間半ばかり講義を行いました。

コスクン女史の夫君はコジャエリ大学医学部精神科の教授で、こちらは定型の紳士風医師。三人でサンドウイッチの昼食を共にし、一時間ばかり和やかにお喋りしました。

コスクン女史、「今日は精神科医を集めた。明日時間があれば、もう一度同じ話をしてくれないか。次は、ソーシャルワーカーを集めるから」と尋ねられました。今日の講義は、このご婦人から合格証を与えられたのだなと理解して安堵し、喜んで次の日も参上しました。二回のこの講義は、トルコ語が達意（日本語も美しい人であった）な日本人通訳を介して行いました。軽い冗談を交えると皆の表情が笑顔になるので、よく伝わっているのだなと解りました。

一週間の滞在中に、同じ大学の教育学部長サヒンI. Sahin氏の自宅で被災者支援を行っているスタッフの勉強会をするので参加してくれと請われ、参上しました。教授は、地震の後に強い不安症状が出て、臆病になったと自らの体験を語りました。若い女性スタッフが「教授とは逆で、私は地震以降怖いものがなくなった」と話した途端に、大声上げて泣き崩れました。厳しい喪失体験をされた方のようです。この夜も、先述の通訳に助けられて、トルコ語で討論が交わされました。いろいろなことが数日の間にもありました。

同じ年の九月二一日、午前一時五〇分、台灣中部で大地震（マグニチュード七・七）が発生しました。学会の国際交流で知己を得ていた台灣大学児童精神科の宗維村助教授（知り合ったころの肩書。震災時は高雄市立病院長）へ、見舞いの言葉を添えて何か手伝えることはあるかというメッセージをファクシミリで送りました。何をしていいのか判らなくて困っている、との返信。神戸の被災初期と同じ状況かと考え、手元にある関連文献をコピーして郵送するとともに、米国国立PTSDセンターのアドレスを伝え、子ども支援マニュアルをダウンロードするよう助言しました。

ほどなく、一度現地を見に来てくれないか、ついでに経験を講義してくれないかとの依頼が届きました。日程調整ができると、航空券が送られてきました。

一一月三日に出発、機内で読んだ新聞で、親しい同業者（元、日本児童青年精神医学会理事長）の叙勲を知り、旅先から祝い状を送ったことが思い出されます。台中の南屯県草屯療育院、高尾市立凱旋医院と二カ所の公立精神科病院で職員に講義し、最終日は台灣精神神経学会の児童精神科部会で講演しました。学会では、台灣帝国大学医学部を卒業して神戸大学黒丸正四郎教授の下で博士号を取得なさった徐澄清先生が通訳をして下さいました。昨今の若手（五〇歳以下）日本人よりもはるかに美しい日本語をお話しになる、同業先達の異国人でした。

阪神・淡路大震災から四年後、神戸での経験を語ることも、まだ若干は役立つ時代でした。有珠山の噴火、中越地震でも若干かかわりを持ちましたけれど、語るほどのことはできておりません。

四　三・一一という『想定内』の激甚災害

二〇一一年三月一一日一四時四六分、私は神戸市の山間部を運転していて、実際の揺れを経験することはなかったけれど、自宅近くの理髪店に立ち寄ったとき、大災害が起こったと聞かされました。

この災害は、巨大地震、大津波、核被害、大火が重複した、日本がこれまでに経験したことのない型の災害なので、当初も現在も、どのように理解すればいいのか考察に道筋をつけることに難渋しています。

この年の六月、あしなが育英会東北事務所が、岩手県の津波遺児（と保護者）を対象とするケアを花巻温泉志度平で企画していると聞き、何をお手伝いできるか判ぜぬままに、出かけてしまいました。そういうことがあれこれあって、不定期ではあるけれど東北の被災児支援のお手伝いを目指して出かけるようになりました、二〇一四年夏から、月に一回程度、現在も石巻へ通っています。

もちろん、元気（初期の軽躁状態はすでに去っている）一杯の子どもたちの相手は八四歳老には不可能。子どもたちを連れてくる配偶者を失った一人親、孫の世話を引き受けている祖父母たちのお相手をさせてもらっています。育てている保護者の心情が安定してくることは、より健全な子どもの恢復に役立ちます。

七回忌の翌日（日曜日でした）に企画していた集いでは、全員が『別離』の事実を語り合う結果となり、全員で涙を流しました。どうなることかと案じていましたけれど、この日以降、保護者たち相互の間に揺らいでいた心の垣根（若干の他人行儀さ）がグンと低くなったと実感でき、安堵しております。

加えて、二〇一七年七月に、偶然、石巻市の養護教諭との出会いが得られました。

では、一度施設をご覧になってくださいとお願いしました。石巻レインボーハウスを見学し、二三年前の阪神淡路大震災以降、神戸レインボーハウスを利用して、遺児たちがどのように育ち、社会人になっていったか、時代変化を私が話して、意見交換会を行うことができました。これからは、定期的な事例検討会を養護教諭たちと続けてゆくことになりそうです。

「三・一一」については、「フクシマ」という表現で世界に広まった、自然災害兼人災を避けて通ることができません。でも、国道六号線が通過可能になった際に、仲間たちと南相馬市からいわき市まで南下して何人かの方々と話し合うことはしたものの、何のお手伝いもしておりません。でも、広島、長崎、第五福竜丸、チェルノブイリなど、関連する書物は、少なからず読んできました。佐野真一『津波と原発』（講談社、二〇一一年）など、福島という土地の歴史経緯も改めて学びました。

この章は、関与の濃淡はさりながら自らの経験を基にして考えるところを記しています。二〇一一年災害の中で「フクシマ」については、その意味で私には語るところがありません。

でも、支援の状況や現地の姿を同業の仲間から聞き、関連書を手当たり次第に目を通す中で、あれこれと思うことは少なくありません。一番の気懸りは、直接の被災者および福島の人たちと国家との間で、考えや想いや予測が大きく乖離していることです。

行政から避難を求められた人たち、一部に復帰可能地域（避難指定解除地区）が生じても元住民の多くが戻ってこないという現実に、問題の大半が集約して表現されているような気がしてなりません。元の住居に戻ったとしても、生活（日々の暮らしと生計）を回復することが可能であろうかという心配。小さな子どもを連れて避難した家族では、子どもたちが新しい土地の暮らしに慣れて、すでに第二の故郷が形成されつつあるという場合もあるのでしょうか。

こういったことなどを考えますと、電力会社は地域社会を崩壊させたと言われても、致し方ない。それを許してきた国、行政府も含めて、そのところへどのように責任を取るのか、少しも見えてきません。

子どもの甲状腺検査は行われています。他地域の所見と比べて腫瘍発生率が高いけれど、これは悉皆《しっかい》調査であるため、治療の必要でない腫瘍まで発見されてしまうからだなどという専門家の報告を見て、あきれてしまいます。この所見に驚くのではなく、子どもの生育について、甲状腺のみしか注目していないのかという疑念を抱いて呆然とするのです。

一九八六年四月二六日にソ連（現在のウクライナ）で起こったチェルノブイリ原発事故では、三〇年を超えた現在でも、心身両面での生育を注視し、国家が毎年一定期間子どもを保養地で過ごさせるなど、さまざまな子ども政策が現在も続けられています（白石草『ルポ チェルノブイリ28年目の子どもたち』岩波ブックレット）。そのことと比較すれば、この国の政府は、福島県で広域被災した子どもたちに、生育保証を何も行っていないと申して差し支えないでしょう。

もっと驚くべきことが、二〇一七年一二月二〇日に外務省が公開した外交文書二五冊から明らかになってきました（翌日二一日、各紙朝刊で報道）。チェルノブイリ事故直後から、政府は人体への影響に関する検査結果の発表を広めないよう、懸命に動いた様子が記録されています。一九八六年五月四-六日の東京サミットを目前に控えたあの時期、中曽根内閣が原子力発電政策を堅持させるため、このような行動に出た、と報じた新聞もありました。それに続く政権がこの想念を堅持して、福島問題に消極的になっている、そのように読むのは思い過ごしでしょうか。

五　災害と学校

核爆弾で命を絶たれた広島や長崎と周辺の子ども、二〇一一年三月の大津波により石巻市立大川小学校で命を落とした子どもなど、災害で命を奪われた児童・生徒の事例は数え切れません、戦争や核被害という壮絶な事例は置くとして、自然災害に遭遇したとき、子どもを護るために学校はどのように動くことが求められているのでしょう。

大型災害が発生するたびに、そういったことに対するのマニュアルが作られ配布されています。

それらに上塗りする材料を、私は持ち合わせておりません。ここでは、阪神・淡路大震災の際に、校長はじめ教職員がどう行動し、子どもたちはそれにどのように対応したのか、実例を（いささか修飾《カムフラージュ》を加えて）紹介したいと考えます。

石本校長の被災

一九九五年一月一七日午前五時四六分、六甲山麓の高台に建つ自宅で眠っていた石本顕子先生、地底から突き上げられるような衝撃に襲われ、何が何だかわけも判らず、揺さぶられに全身を委ねているよりなかった。

揺れが収まると、暗闇の静けさの中に居た。同居している会社員の息子に大声で呼びかけた。大丈夫、と二階から返事があった。近所に飛行機が墜落でもしたのかなどと思いつつ電燈のスイッチを入れたけれど、停電だった。

懐中電灯を片手に二人で屋内を点検した。食器棚から食器が飛び散り、冷蔵庫の扉が開いて食品が飛び出していた。書棚の位置がずれ、書物が床に散乱していた。それを見てこれは地震かなとは思ったものの、事情は把握できなかった。

周囲の様子を見るため、戸外へ出てみた。近隣に崩れている家は見られなかった。

近所の人々が出てきていたので、何があったのだろうと話し合っていたところ、携帯ラジオを持っている人が「どこかで大きな地震があったらしい」と教えてくれた。この時点では、震源地が直線距離で自宅から十数キロのところとは、知る由もなかった。スマートフォンはもちろん携帯電話も普及しておらず、お金持ちが持っている自動車電話というものが大いに頼りにされた時代であった。

ほどなく西の空が明るくなり、大きな火事がどこかで発生しているのかなと推量された。山本小学校で校長の職にあった石本先生、学校がどうなっているのかと心配になり、屋内に戻って学校の近辺に住まう同僚に確かめようとしたけれど、電話はどこにも繋がらなくなっていた。

これは、自分の目で確かめるしかないと判断し、学校へ出かけることにした。若くして夫が病死した石本先生、息子と二人で暮らしていた。息子の運転する車で出発し、午前七時には学校へ到着した。

学校はどうなっていたか

正門は施錠されているので、壊れていた西門から校内に入り、敷地内を点検して回った。校長室や職員室がある本館ともう一棟は大きく壊れていたので、直ちに「立ち入り禁止」とし、すでに出勤してくれていた数名の職員に机や椅子を積み上げるよう指示し、この二棟の入口全てをバリケードで封鎖した。

校庭には、すでに避難者が押し寄せ始めていた。プールは底が抜けて、緊急時用にと常時貯めていた水は流出してしまっていた。

教職員は、当日中に十数名の教職員が出勤、三日後には全員の安否を確認できた。職員室も会議室も使用できず、無事だった教室は避難者に占拠され、致し方なく、校舎裏の空き地に集まって、立ったままの臨時職員会議を、小雪の舞う中で行った。

全教職員が無事であること、三名は自宅が全壊したこと、家族の他界者一名（祖父）があることを確認した。

学校としてまず必要なことは、児童全員の安否確認である。

さりとて、担任が各自の担当児童を訪問するのでは動線の無駄が多過ぎる。そこで、学年・学級の別なく地域ごとに点検作業を進めようと石本校長が提案し、そのように進めることが決まった。立ち入り禁止としている本館に入って児童名簿を取り出し、丁目ごとに在籍児を書き出す作業をほぼ全員で行った。そして教職員二人一組で訪問調査を開始した。

震災から一五日後に、六名の児童が死亡した他は、七六一名の児童が無事であると判明した。一〇日足らずでほとんどの子どもの安否が確認できたのに、三年生と五年生の姉妹だけが判明せず、毎日、新聞に報道され増え続けている死亡者名簿でこの姉妹の住所を見つめ続けていた。一五日目にロンドンから電話が入り、母子揃って父親の単身赴任先へ疎開していると判明し、一同安堵した。

被災住民たちと教職員

気づいたときには、無事だった建物の全教室と運動場全域が近隣住人に占拠されてしまっていた。避難民たちとの関係をもつれさせないようにしておかなければ、教育機関としての機能を恢復させることが困難になるであろうと判断した石本校長は、あれこれ方略を練った。

校長としてこれまで何かとお付き合いを続けてきていた近隣住民へ、少しでも関わりがありそうな問題については何事であれ、積極的に相談を持ち掛けた。そのことが奏功して、一週間後には、避難者の自治会が組織された。発足ほやほやのコミュニティは、日毎着実に育っていった。教職員の大半は帰宅するとか自宅から通勤するどころではなく、みな一緒にテントや教室暮らしを余儀なくされていた。

そういったことのお蔭で、被災者と教職員との間には、こころの垣根ができてしまうような事態は、最後まで生じることがなかった。

自治会は有効に機能していたけれど、学校をまるごと利用した生活であるし、救援物資は早期から続々と到着する。避難者が学校へ依存勝ちになり始めているような雰囲気を読み取った石本校長は、どうすれば住民たちを自立させることができるか、あれこれ考えた。そして、支援物資の分別などについては、教員一名のみを助手として出向させ、品種、量などの仕分けや配分の記録に当たらせ、実務は全て自治会へ任せることにした。

下水では苦労した。簡易トイレが届くまでは、教育菜園の隅に溝を掘って間仕切りをつけ、古代人風にしのいでいた。よくしたもので、排泄物に振りかけると匂いが消えて固形化し、肥料として再利用できる酵母菌を届けてくれる支援者が現れた。

この間学校は、疎開していった児童と保護者へ情報を提供し、地域との繋がりを一層強化させることをを願い、「避難所通信」を作って配信し続けた。最終号は四〇号を超えていた。

このように避難所としてはうまく機能していた。だけど、肝心の授業を再開できたのは、震災からひと月余り過ぎた二月二〇日となった。

それも、校庭の一隅に仮設教室を建て、統廃合が決まって空き校舎があった二〇〇メートルほど離れた高校を借り、ダブル・キャンパスで二部授業による再出発であった。

見せつけられた子ども力

学校へ避難してきていた児童はもちろん、自宅の倒壊を免れて近所に住んでいる子どもたちが、何人も学校へやってきてお手伝いをしてくれた。

ある四年生の男の子。自宅から毎日通ってきて、避難している老人の一団へ給食を届ける役目を買って出ていた。ただ食事を届けるだけではなく、学校近辺の昔の姿をたまたま聞かせてもらったことに、彼は強い興味を抱いた。

「へええ、ボクたちの学校、大正時代（彼にとっては大昔のこと）は田んぼだったの？」と、眼を丸くして聞き入っていた。

毎日、続きを聞くことを彼は楽しみにし、老人たちも無聊《ぶりょう》な時間を思い出話で楽しく過ごすことができていた。

「昔話の相手をさせてすまんなあと思っていたのに、あの子は毎日、逆に〝ありがとう〟と言って帰っていくんだ」と、高齢者たちは感激していた。

たまたまその場に通りかかった石本先生、老人たちに「地域史の授業をしてくださって、ありがとうございます」と挨拶した。

その中に、初老の娘と老母の親子が居た。校長が通りかかったとき、人影が近くにないことを確認した上で、二人は身の上話を聞かせてくれた。

自宅は全壊。仕事もなくなった。この先、生きていても何もない、二人で裏山へ登って消えようか、とこっそり話し合っていた。あの四年生の子が毎日来てくれ、昔のことを思い出すのが楽しみとなり、いつの間にか二人の自死念慮は消えていた、という。

一〇歳の名カウンセラーが活躍していた訳である。自死念慮を抱くクライエントのカウンセリングは、ヴェテランにとってもなかなか難しい。

卒業生も参加

高学年のころから不登校がちで、近くの中学校へ進学したものの引きこもりがちの卒業生が七人いた。石本先生も養護教諭も、この七人を気にかけていたけれど、震災で彼らの記憶がふっ飛んでいた。

震災から数日過ぎて、この七人が次々と全員、学校へやってきて、「何かできることない？」と尋ねてくれた。猫の手も借りたい時期である。早速、あれこれ手伝ってもらった。避難者たちからは、「ありがとう」と何度も言ってもらい、対人関係が希薄になっていた中学生、当初は戸惑いもあったようだけれど、とても嬉しそうにしていた。

古い卒業生も、応援してくれた。校長も古参教員も知らない卒業生から突然電話がかかってきて、何か欲しいものはないかと尋ねられた。トイレに困っている状況を語ったところ、「わかりました」と電話は切れた。数日後、トラックに簡易トイレを三箇積み、彼みずから運転して長野県から運んできてくれた。

子どもたちも、何かと自分にできることを手伝っていた。授業は再開されず、時間を持て余していたこともあろうけれど、役に立っていると実感できることが子ども心にも嬉しかったようである。

近隣に住む中・高生はほとんどが、本校の卒業生である。このような様子を見て、卒業した中・高生が次々とやってきて、自分たちで組織を作り、母校の名前をつけて「山本子どもボランティア」という肩書で活躍してくれた。

卒業式

子どものことで石本校長がもっとも感動したのは、卒業式の情景であった。

行動的な石本校長は、この年の卒業式をどこでどのように挙行するか、授業を再開する前からあれこれ考えていた。校区内の大型会議室や大学の講堂などで使えそうなところを数カ所みつけ、日程を伝えて早めに使用許可を得ていた。

六年生を集めて校長が事情を説明した。ここで、子どもたちから大ブーイングを浴びることになった。ぼくたち私たちは、山本小学校の土の上、空気の中から卒業してゆきたいのだ、運動場（まだ、テントや物資ですっかり埋まったままであった）でやろう、と言われた。テントも要らない、という。

避難者自治会の役員たちへ子どもの想いを伝え、どうしたものかと相談した。学校からとてもお世話になっているという自覚を強く持っていた避難者たち、卒業式の日はテントの間隔をできる限り狭め、物資は周辺の道路脇へ積み上げて、式典に用いる空間を作った。保護者の後ろで避難者も参加する卒業式となった。

保護者席だけは運動会用のテントを張り、六年生は無蓋《むがい》の天の下。天候の崩れを心配していたけれど、曇天の中で卒業式を終えることができた。

式次第通り、他界した六人の仲間たちへの黙禱が冒頭に行われた。黙禱が始まってほどなく、上下動のかなり強い余震が起こった。前列に居た教員たちは咄嗟に、児童たちの方へ駆け寄ろうとした。

ところが、子どもたちは全員、微動だにせず黙禱を続けていた。

教員たちはすり足で元の場所へ戻った。保護者や避難者も少しざわついたけれど、子どもたちの姿に気づいて、静まってゆき、一分間の黙禱は完了した。

他界した児童がこの学年に一人居た。名前を読み上げて一人ずつ立ち上がって「ハイ」と返事する式次第についても、旅立った春奈さんの名前が呼ばれたときは、全員一緒に「ハイ」と応えようと、子どもたちは提案した。この提案は、もちろん採用された。

教育の原点を棚上げして、現状で考え得る方途は何かと、管理者の都合・考想を先行させていたと子どもたちから逆に諭された結果となり、石本先生、涙腺を抑えることに苦労した。

心配していた天候、卒業児たちを全員送りだしてほどなく、雨が降り始めた。

感動的な卒業式が終わって一週間後の三月末日、石本先生は定年退職の日を迎えた。

この記録から、われわれは何を学ぶ必要があるのでしょうか。

眼前の状況を幅広く読み取る力、時々刻々移ろいゆく現場で先を読む豊かな想像力、決断力と行動力、などが責任者には求められているということでありましょうか。それに、何が起こるか判らない世の中、どのような事態にも協力して対処できるよう、学校の管理職は平生から地域住民と好い交流を保っていることが必要なのでしょう。

多彩なマニュアルにより知的情報は入力でき、それぞれ参考とはなりましょう。でも、災害は場所、季節、発生時間、災害の質等々によって、かならず事は多様な表情を示します。異なる状況を作り出します。管理者はいつも、即興演奏の技能を試されることになるのでしょう。

六　カタストロフィの捉え方

自ら被災者にもなった故か、立場上、災害支援活動の指揮を行うことになった故か、還暦以降の人生は、災害問題から抜けられぬものとなりました。

さまざまな自然災害を見聞し、関連書物を読み込む中で、災害というものの捉え方が私の中で次第に変化してゆきました。そのことを少し、述べておきたいと思います。

一九九五年一月からしばらくは、大都市直下型大地震の跡地に身を置く錯綜・混乱の中、災害＝地震という方程式の枠でしか考えを進められない暮らしでした。二カ月余りを経た同年三月二〇日に東京の地下鉄内でオウム真理教（当時）が引き起こした災厄も、私の心には、狂信的新興宗教が企てたテロルとしか映っていませんでした。

その年の五月八日に兼務していた県中央児童相談所の一時保護所へ、宗教施設へ隔離されていて、山梨県が一時保護していた子どもの内三名が送られてきてお世話を手伝うことになってようやく、無辜《むこ》の子どもたちの視座からも地下鉄サリン事件を眺め直すことになりました。子どもたちにとって、テロ事件の周縁被害者、サティアン施設での被拘禁体験として、これも「災害」というカテゴリーで捉える必要があると考えざるを得ませんでした。

それから、かかわりがありそうな書物を読み漁りました。沖縄戦の記録をあれこれ読んでいますと、一般市民が戦争へ巻き込まれることも災害と考える必要があることに思い至りました。これは防衛大学校の教授であった足立純夫の書物（『現代戦争放棄論』啓正社、一九七九）を読んで知識を得たことです。

二〇世紀は戦争で命を落とす人の中で一般市民が占める割合が急増した世紀だったのです。急増は、先述カーティス・ルメイが企画・立案・実施した大都市に対する焼夷弾による住民殲滅作戦でした。朝鮮半島での大国同士による代理戦争、大国によるヴェトナム侵略では、ますます市民の巻き込まれ比率が上昇してゆきました。

やがて、〇〇戦争などと、目的や地域を定めることができない時代になってしまいました。アフガニスタンでは、無人爆撃機が常用されるようになり、誤爆がしきりに報道されるようになりました。誤爆によって結婚式場へ着弾して、百人以上の死者が出たなどという報道は、この「比率」を人類はついに百パーセントへ押し上げたと考えることもできる記事です。誤爆により、ペンタゴン内で端末を操作していた将校が軍事法廷で裁かれることはありません。足立の書物に書かれている数値を折れ線グラフで表現してみた（図1）ところ、市民が戦争で殺戮に捲き込

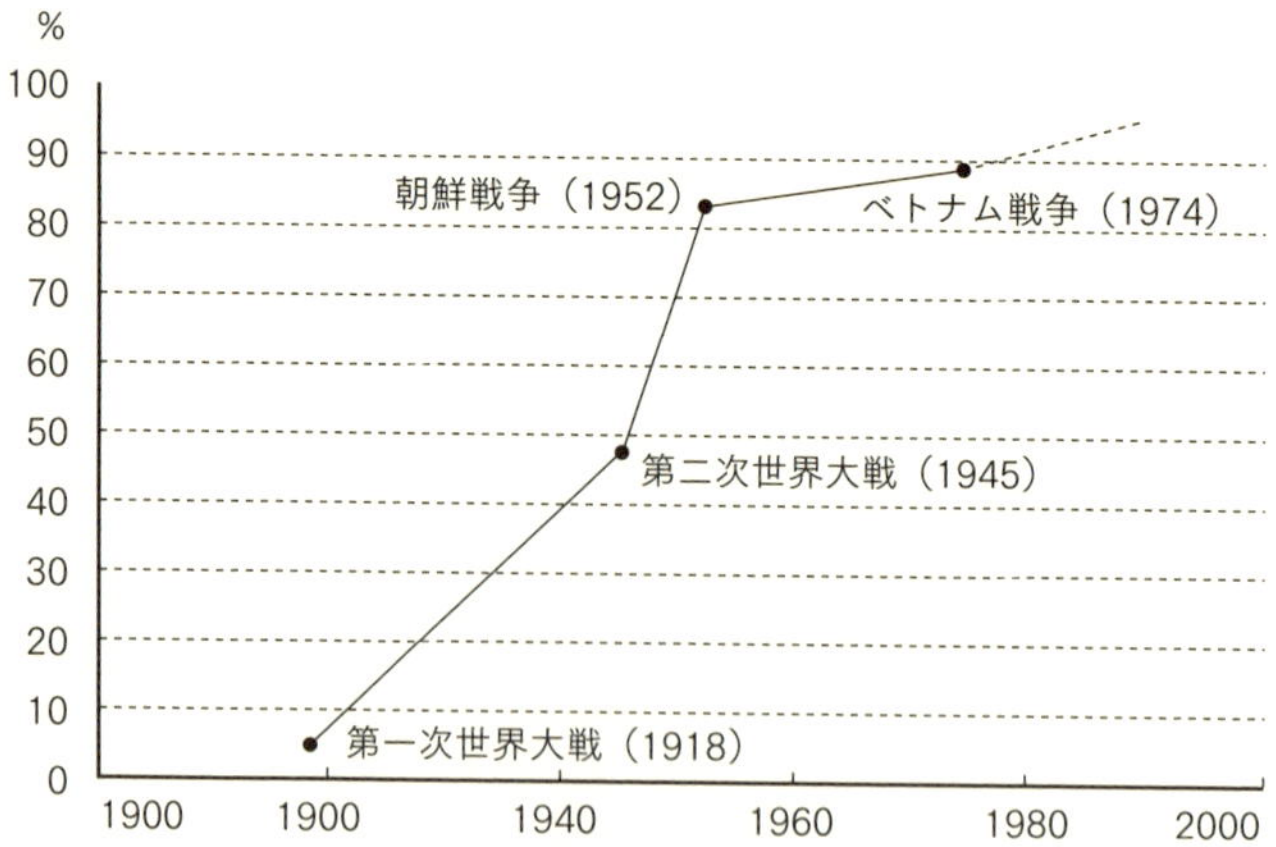

図1　戦争における市民犠牲

まれる危険がいかに急増してきたかが判ります。

広島、長崎関連の書物、チェルノブイリ事故関連の書物を読み、三・一一の津波による東京電力福島第一核発電所（nuclear power plant）事故の経緯を知りますと、胎内被爆などを考えて、被災者一代限りと世代を超えた被害とを区別する必要があると考えざるを得なくなりました。

そのような思考の流れがあって、図2のような表現を取らざるを得なくなった次第です（清水將之『災害の心理』創元社）。図2を解説しますと、どうしても理屈っぽくなり、文章が面白くなくなります。読者各位が図を眺めつつ想像を膨らませられるよう期待しています。自己解釈用のロールシャッハ・テスト図版のようなものでありましょうか。

子どものPTSD論とか、子どもにおけるトラウマ治療などの論議で締めれば、この章も恰好が整うのでしょうけれど、それは清水の力量の外にあります。無理はしないことにします。

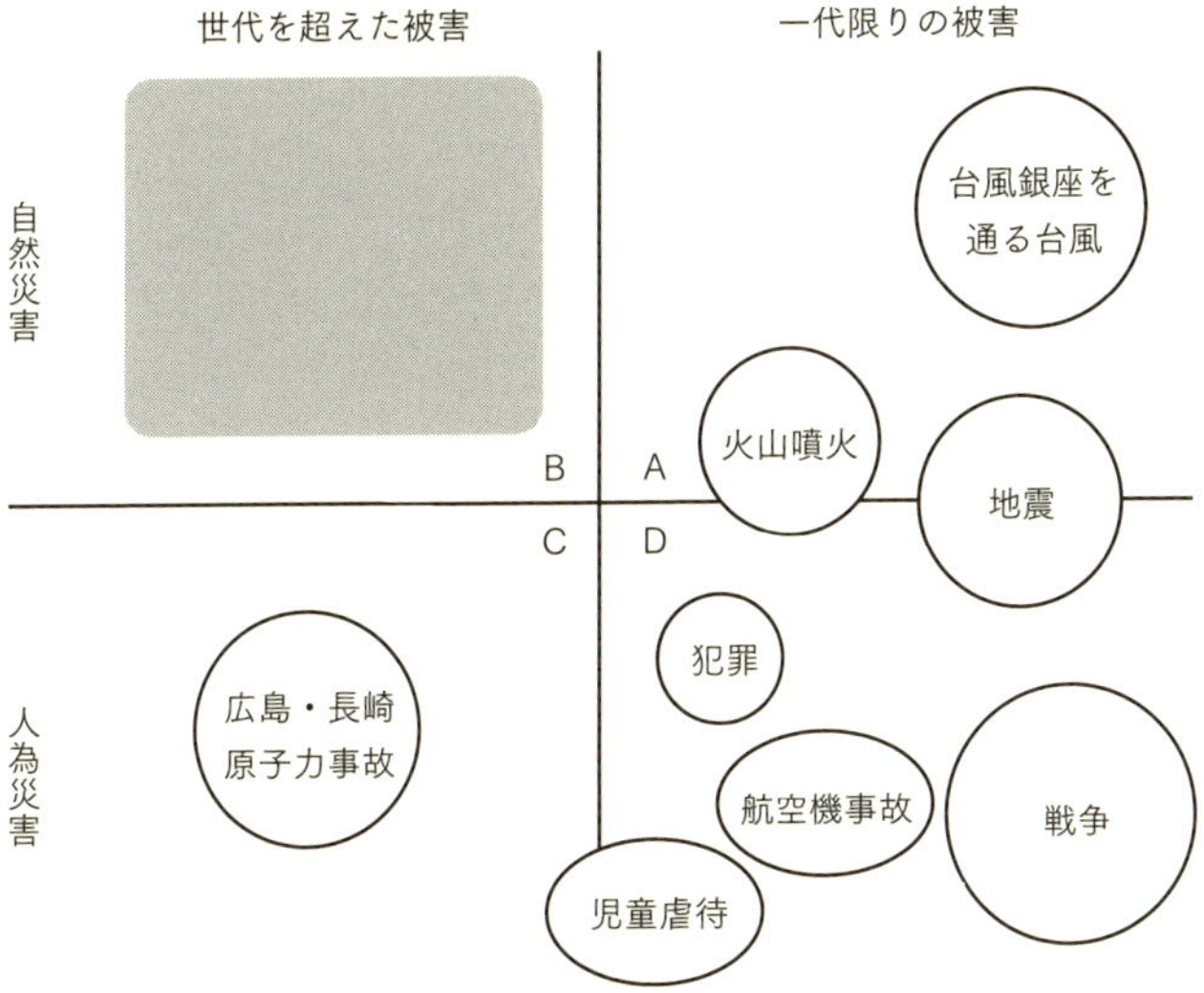

図2　災害の位置づけ

この章は、左記の文章を基に書き下ろしたものです。


「子供と大震災」柳田邦男（編）『人間が生きる条件』岩波書店、一九九七年、四五頁、一八七頁、一九九七年。

「災害対策委員会報告、トルコ北西部大地震について」児童青年精神医学とその近接領域、四一巻八六頁、二〇〇〇年。

「災害対策委員会報告、台湾中部大地震について」児童青年精神医学とその近接領域、四一巻二二五頁、二〇〇〇年。

「多くのことが神戸から始まった」小児保健研究、七〇巻一六五頁、二〇一一年。

『災害の心理』創元社、二〇一一年。

「子どもと災害――一九九五から二〇一一へ」児童青年精神医学とその近接領域、五三巻九一頁、二〇一二年。

「東日本大震災――災害が発生したとき、学校は」教育と医学、六〇巻一三八頁、二〇一二年。

「子供が育つことの要件」季刊・児童養護、四三巻一号二〇頁、二〇一二年。

「二〇一一・三・一一と子ども」教育と医学、六〇巻一九四頁、二〇一二年。

『災害と子ども』集英社新書、二〇一二年。

「被災した子どものこころの復興」保健の科学、五五巻六三一頁、二〇一三年。

第二部

歴史という座標軸で子どもを考える

第四章　私説　児童精神医学史

一　歴史を辿るという行為の意味

一五〇〇年前に至る日本では、地域社会で子どもは至極手厚く育てられていた。そのような記録は数多くある（渡辺、一九九八）。

だけど同じ時代に、人工中絶もごく日常的に行われていた。百年前、父親がわが子を殴打して躾《しつけ》ることは日常的に行われ、帝国民法施行（一八九八年七月）以降は懲戒権という名のもとにそれが公認されるようになった（二〇一二年四月一日の法改正において、懲戒場は抹消されたけれど、懲戒権は条件付きでさらに存続させることになった）。いずれの場合も、現在では子ども虐待事例として法的に処遇されている（母体保護法で認められた妊娠中絶は別として）。

何事につけ、当該時代の尺度を推量して長期的に振り返る作業を行い、過去から現在を査定し直すことが求められている。いま、という時点で耳目へ入ってくる情報のみに依拠すれば、眼前の理非査定には錯誤が生じる。大切なことは常に、歴史を遡って考えた上での今・現在、という視点を維持し続けることがなければ、大変な目違いを犯すことになり兼ねない。

従来歴史は、哲学や社会科学（歴史学）の範疇に収めて語られてきた。最近、長期的視点（一〇万年余）を維持し、歴史、政治、経済、文化、進化、生物学など狭い枠組を超えてホモ・サピエンスの歴史を語る者が出てきた。しかも非専門家に理解可能な表現で伝えてくれる（ハラリ、二〇一六）。歴史という尺度で評定しなければ、人間の営みは必ず誤解・曲解されてしまうことを、この書物は明晰に詳説している。

児童精神科医療・医学も、もちろん例外ではない。数世紀など短い経過においても、歴史から学ぶことを失念する一群が人類には居るようだ。

ユーロが南欧で危殆に瀕した理由として、「(ユーロが失敗したことに関して) ヨーロッパが担っている本当の罪は恐らく、それまで二〇年間の経済界変遷から何も教訓を学ばなかったことであろう」とノーベル経済学賞受賞者が述べていることも、眼を逸らしてはならぬ指摘であろう（スティグリッツ　二〇一六）。

歴史書を広く渉猟していてもなお、大きな誤りを犯してしまう人がある。それは、歴史から学び取る感性が欠如しており、史実の背景を読み取る想像力が貧困なためである。そのような人は、学問でも、臨床でも、経済や政治においても、責任ある地位に就くことが許されていない。

表題に〈私説〉という表現を付したことにも一言しておく。数万年にわたって物証記録（七万五千年前の南アフリカ・ブロンボス洞窟遺跡から貝殻製装飾品が大量に出土した、など）や文書記録（こちらは五二〇〇年ばかりの間＝シュメルSumer文字の成立以降）がある。喜望峰から三〇〇キロほど東北へ向かったところにあるブロンボス洞窟からは、首飾りの他に、酸化第二鉄（弁柄《べんがら》）が出土しており、それを採取するために削り取った痕まで観察されているという。この時代、人類はすでに化粧していたのだ。近年では映像・音声記録まで残されている歴史もある。

史実や物証に基づくと申しても、表現されてしまったものは過去を語り記した者当人の私説である、このことを失念してはならない。その時代を生きて明晰な記憶を保全し、かつ文書等客観資料が大量に残存していたとしても、そこには表現者による主観的な読み込みの道筋が語られている。そのことを、人類は失念することを許されていない。

二　子どもの精神医学は、いつ、誰が始めたのか

児童精神医学は、精神科から分化したのか、それとも小児科からなのか定かではないけれど、さして穿鑿《せんさく》する必要もなかろう。そのような大枠の区分より、二一世紀日本では臨床医学の専門分化が激しくて追随困難な程度の勢い（医療分野別・病名別学会の乱立）であることの方が、古い世代の人間には気がかりである。

医療における受益者であるはずの患者という立場から眺め直せば、概括的な臨床区分がどうかなどよりも、現今のように細分化を進め続けて良いものか否か、些か案じられてくるのだ。コンピュータ時代にシステム構築が進み過ぎたために隣接する分野間でも情報を共有できなくなったことが、二〇〇八年に発生した世界金融危機の原因であったとする分析（テット、二〇一六）とも関連するような事態ではないか。同書には企業の財政破綻だけではなく、医療機関における反省と再構築の事例も語られている。

「一九三三年五月十九日は児童精神医学の誕生日である」と、カナーは語る（カナー、一九六〇）。確かに、この日、スイス精神医学会春季大会がバーゼルで開催され、トラマーが「児童精神医学の発展について」という標題で講演した記録がある（トラマー、一九三三）。

本章標題で「私説」と断った利を活かして、筆者はヘルマン・エミングハウスを児童精神医学の鼻祖と捉えたい（一八八七）。そのように理解している者が少なくない（カナー、一九三二、ハームズ、一九六〇、ニッセン、一九八六、ダウテ、一九八七、オェメ、一九九〇、レムシュミット、一九九八、ゲルハルト、二〇〇三）。何はともあれ、その時代にしては完成度高く、臨床の香りが豊かに漂う児童精神医学教科書を、一八八七年に刊行している人であることが注目される。

子どもの精神発達を注意深く観察して記述した最初の人と言われているディートリヒ・ティーダーマンが「子どもにおける精神機能の発達」（一七八七年）を刊行して丁度百年目に、初の児童精神医学教科書が刊行されたとは、こ

の領域の歴史に予定調和が設えられていたのか。

エミングハウスの経歴を簡単に振り返っておく。一八四五年五月にワイマールで出生。一八六五年にギムナジウム（高等学校に相当）を了えて大学入学資格（Abitur）を取得した後にゲッティンゲン等四カ所の大学で医学を修め、二五歳で生理学の研究（ライプツィッヒ大学）により博士号を得て医師となった。

この年、イエナの州立精神科病院（当地大学の主任教授はC・ゲルハルト）に移り、一八七〇年にはヒステリー研究により教授資格（Habilitation）を取得した。一八七四年夏学期にヴュルツブルグ大学（F・フォン・リネカーが小児科と精神科の主任教授を兼務していた）へ精神科医長として赴任した。同僚にはエミール・クレペリンが居り、この時期に精神科の臨床経験を積む。一八八〇年にドルパット大学（現、エストニアのタルテュ大学）へ初代主任教授として着任、ここで脳器質性疾患などと共に、子どもの精神疾患に関心を向け始めている。何が子どもへの関心を強める契機となったのか、通覧した資料からは読み取ることができなかった。当時は未だ、医学部教授を勤めるためには、担当領域の全てに亙って関心を向けることが求められる時代だったのではないか。

一八八六年にはフライブルグ大学精神医学教室へ初代の主任教授として招聘された（ドルパット大学の後任はエミール・クレペリン教授）。部下には、O・ブムケや、後にゲッティンゲン大学二代目主任教授となるA・クラマーが居た。一八七八年には、『精神病理学総論』を刊行している。「精神病理学」という術語は、本書から始まったようである（K・ヤスパースによる同名著作の三五年前のこと）。

一八八七年、C・ゲルハルトが編集した小児科学全書の第二巻としてエミングハウスは『子どもの精神障害Die psychischen Störungen im Kindesalter』を執筆した。前著の流れに立脚して記述され、疾病学、疾患単位、子どもの精神症状の術語表現等に大きな配慮を行った。

にも拘わらず、この教科書、病態記述の部分は、今で言うどの疾患に相当するのか判りづらい部分が少なくない。クレペリンによる教科書第二版刊行と同年の書であり、統合失調症の輪郭さえ未だ登場していなかった（一八八三年、クレペリンが教科書の初版と同年に刊行した精神医学概説は、同教科書に引用されている）時代の書物である。観察の目・記述の用語と方法・疾患単位の構築などを十全に配慮していた著者ではあるけれど、現代と隔世の感があっても、これは致し方ない。

カナーが早期幼児自閉症の第一報を発表した前年、同じ神経質児（Nervous Child）誌に「一児童期精神分裂病児の生活歴」と題してブラドレーが報告した症例は、カナー報告の十年後であれば、標題表現が変わっていたかも知れぬという印象を抱かせられることと、これは同根の事情であろう。

しかし治療を語る部分では、心根優しい著者の眼差しを読み取ることができる。宰相ビスマルクによるドイツ帝国成立以降、二〇年を未だ経過していなかったあの時代に、精神科医は学校教師と連携することが大切であるなどと、ある病態に関して語っている。少年非行は犯罪として一律に司法へ委ねるのでなく、病的な子どもとして治療の対象にすべきだという主張も述べている。

エミングハウスに先立って子どもの精神医学的問題へ言及した先人がいる、という指摘も若干ある。エスキロールが『精神の病について』という書物で子どもに関して記述していると語る者があるものの、痴愚（imbecillité）と一括して語られているのみのようである。他にも、H・モーズレーが教科書（Physiology and Pathology of the mind、一八六七）において、三五頁に亙って一〇歳未満の子どもに関する叙述を行っているとか、クレペリンが『精神医学概説』（一八八三）で児童期（Kinderzeit）について五頁語っている、などである（ハームス、一九六二）。

細かく探せば、子どもに関する古い記述は他にもいくらか散在するのであろう。それらは先駆的言及とは申せても、系統立って子どもの精神障害を論じたことにおいてはエミングハウスよりも先に立つ人々ではない。クレペリンは、成人の精神障害を語る際に、一〇歳未満発症の百分率を述べているので、成人例と一〇歳未満とを別枠で見てはいたと思われる。

一九〇〇年冬学期からエミングハウスは健康上の理由（複数名の記述より推量すると、若年発症型アルツハイマー病だったのかとも考えられる）で休暇に入り、やがて教授職を引退、精神科疾病学論議に参画したA・ホッへが後任となった。州政府文化大臣より名誉教授号を受領、五八歳で他界している。二冊の主著で、成人と児童との精神病理学的差異を明らめることに腐心、子どもの道徳・理性・自由意志を重視する発言と行動を行い、児童労働や教師による子どもへの体罰に抗議する社会活動も行っている。

エミングハウスに触発されたかのように、続く数十年間、旧大陸から多くの児童精神医学関連書が相次いで刊行される。それらの経緯を辿る前に、エミングハウスを登場させる基盤を準備したと見做してよい一八世紀以降の旧大陸では、どのような子ども論が語られていたのか、その動向を略儀振り返っておきたい。

三　児童精神医学の前史として捉えておく必要がある《子どもへの関心》

P・アリエスが指摘して以降に関心を抱かれることとなった（アリエス、一九六〇）歴史経緯であるけれど、一八世紀までの欧州では市民生活において子どもという存在が等閑視されていた（「小さな大人」、と扱われていた）。これは市民生活感覚水準においてどうも確かなようである。しかしその時代すでに、何人かの識者がさまざまな立場から子どもという存在について論じていた。こういった基盤があってこそ、一九世紀末にエミングハウスの登場が可能となったと揣摩憶測される。

まず、J・ロック（一六三二–一七〇四、元医師）が思い出される。「人間知性論」で知られる英国経験論の代表者である。家父長主義や専制政治に反対したため母国には住めなくなった。亡命先から知人へ書き送った手紙を整理し、「教育論」と名付けて一六九三年に刊行している。子どもはtabura lasa（白板）の状態にあるのだから、教育してうまく育ててやる必要があると強調した（ロック、一九六七）。三〇〇年以上も前の著作だから、各論としては現時に通用するところが少ないし、貴族の子弟に対する育児論という制約はあるものの、あの時代に子どもの教育について論じたということは、一九世紀に児童精神医学が出発する礎石の一部を用意したものと読んで宜しかろう。「白板」という表現は、宗教その他、当時の社会背景に由来して、子どもへの視点が大きく偏していたことに対するロックの抗議行動であった、とも読むことができる。

二〇世紀後半、宗教を排除した上で進められた医学的・自然科学的・進化心理学的など多方面からの研究が集積されて、新生児の脳は「白板」ではないと考えられるようになった。とりわけ、一九八〇年代に入って胎児の生育過程と生理学的機能の観察手技が飛躍的に進歩し、続いて、新生児の脳機能を非侵襲的に観察することが可能となり、この流れは一層加速されて二一世紀が始まった。この論議に留めを刺した書物として、S・ピンカーを挙げておこう（ピンカー、二〇〇二）。もっとも、ピンカーが述べているのは新生児ではなく、人間という生物の「本性」を極めて多面的に解明しようとする作業の報告である。

ロックより一世紀前のM・モンテーニュも著書『エセー』で「子どもたちの教育について」という章立てを行っている。邦訳で五三頁にわたる論述である（モンテーニュ、一九六七）けれど、後の児童精神医学に繋がるところは見られない。

次に思い出されるのはJ・J・ルソー（一七一二―一七七六）、フランス大革命の直前に一八世紀ヨーロッパを生きた知識人である。生後九日で母親に捨てられ、父親も去り、叔母に育てられた。『社会契約論』『人間不平等起源論』『新エロイーズ』など幅広い領域の著作で知られる。フランス大革命における「人及び市民の権利宣言」（一七八九）にその思想が強く反映されたとされる思想家である。子ども臨床の立場からは小説『エミール』を見過ごすことができない。子どもという存在がほとんど無視されていた時代の欧州にあって、小説という蓑を纏わせてであれ、大部の教育論を展開したことは注目されてよい（ルソー、一九六四）。

子どもの存在を論じたJ・H・ペスタロッティ（一七五六―一八二七）も注目しなければならない。五歳にして父親から棄てられた体験を持ち、民衆教育に生涯を捧げた。自らの経験をも基盤として、子どもの育ちには社会による支援を継続することが必要であると力説したスイスの教育家である。近代西欧教育に大きな刻印を残した。『リーンハルトとゲルトルート』『隠者の夕暮れ』などの著作がわが国へも紹介されている。

ペスタロッティから二六年遅れて生まれ、ほぼ同時代を生きたF・W・A・フレーベル（一七八二―一八五二）の名前も記しておく必要があろう（フレーベル、一九四九）。貧しい牧師の下に五番目の息子として生まれて八カ月目に母親が他界。四歳のときに父が再婚、継母に子どもが生まれてからは疎んじられるようになった。見兼ねた兄が引き取って養育した。営林署勤務などを転々とし、二六歳から二年間、ペスタロッティの下で過ごして人生の目標を見出し、幼児教育に情熱を注いだ。

故郷チューリンゲン地方に戻って開設した幼児施設を《幼稚園Kindergarten》と名付け、「花と同じで、注意深い庭師に世話されれば、子どもたちは花開く」と信じていたようだ（デュシェ、一九九〇）。Kindergartenという用語が、英語圏でもそのまま使用されるほどに、幼児教育へ大きな足跡を残している。晩年、Kindergartenの理念が反体制的であると世間から指弾されて法律により活動を禁止され、不遇の内に七〇歳で他界している。

ルソー、ペスタロッティ、フレーベルと揃って、薄倖の子ども時代を送ったことに驚く。己れの幸薄い子ども時代を発条にして人生を構築したのか、それとも、彼らのような子ども時代というものは庶民階層において珍しくない時代であったのか。

「アヴェロンの野生児・ヴィクトール」を報告したJ・M・G・イタールを児童精神医学の元祖と捉えたいと心の一隅に思う人も居る（ブノワ、二〇〇〇）。「アヴェロンの野生児に関する教育研究、第一報」が公表されたのは一八〇一年（第二報は一八〇六年）、昨今では、ヴィクトール少年が自閉症であったとする見解で専門家には合意されている。

イタールは、フランス大革命の直後に精神障碍者を鎖から解き放ったことで名をなしたP・ピネルの弟子である。咽喉科医として聾唖児の施設に住み込んでこれを生業としていた。ヴィクトール発見の報に強い関心を示し、師のピネルが白痴児と断定したことに逆らって、現在で言う《療育ないし言語障碍児治療》に情熱を注いだ。しかし己が臨床営為は無効であると判断し、数年後にはヴィクトールへの関心を示さなくなり、それまでヴィクトールを世話してきたゲラン夫人に彼を委託して、施設から去っている（シャタック、一九八二）。このように辿ると、イタールは耳科に所属する医師であり、児童精神科の元祖とは申せない。

E・セガン（一八一二—一八八〇）はフランスの人、ニーブル県の歴代医家という家系に生まれ、医師となった。専門性の定かならぬ時代に、先ずは外科を専攻したという。父親が医師修業時代にイタールの同僚であったことで、セガン自身もイタールに師事して白痴（Idiot）の教育へ強い関心を向けるようになった。父は『エミール』を介してルソーから影響を受けたに相違ない、と自著に強調していることから、セガンもルソーから影響を受けていたと推量される。

一八三九年に、セガンはサルペトリエール病院に白痴教育の教室を開設することが認められ、一八四二年にはビセートル病院からも招かれた。一八四六年、『白痴およびその他の子どもの発達遅延に対する道徳的治療・衛生・教育』を刊行して評価を得た。セガンの臨床活動には、米国からも多くの療育関係者が見学にやってきたという。しかしビセートル病院では無給医員であり、個人的な医業と執筆によって自らの生計と障碍児の生活を維持していた。同年末にビセートル病院を退職したが、見学者や著作を介して療育技術を広めていった。

この時代、スイスではJ・J・グッゲンビュールがクレチン病児の療養所を開設するなど、各地で類縁の活動（知的障碍を持つ子どもの施設処遇）が試行される時代であったようだ。

ルイ・ナポレオンの圧政から逃避したのか、セガンは一時居所不明となって世間からも療育からも退場している。一八四八年に妻子を伴って渡米し、特別支援学校の校長に就任した（後述）。ニューヨーク市立大学医学部へ再入学して米国の医師資格も取得した。一八八〇年に赤痢で他界した。

本邦初の知的障碍児施設である滝乃川学園を創設した石井亮一は、調査旅行で米国に滞在中、セガン未亡人と文通し彼の著作を受贈している。さらに、ニュージャージー州にあるセガン学校（白痴学校）を視察した。当時大規模化しつつあった施設処遇よりも、セガンが行っていた一〇名程度という小規模施設が良い、と感想を残している（滝野川学園、二〇一一）。

エミングハウスより時代は少し下るけれど、当時の歴史経緯を知る上ではM・モンテッソーリ（一八七〇―一九五二）も想起しておきたい。彼女は、ローマ大学医学部が卒業（一八九四年）させた最初の女子学生であり、イタリアにおける女性医学博士第一号（一八九六年）でもある。

医師生活の初期より知的障碍児の研究と療育実践に従事（義侠心から発した行動、という評論もある）し、国立障碍児学校校長に就任（一九〇〇年）している。一九〇七年にローマ市サン・ロレンツォの低所得者居住地区で同国初となった「子どもの家」を創設し、三～六歳の子どもを六〇名ほど預かって教育を始めた。『子どもの発見』など二十冊を超える著作を残している。

胎生期の脳発達や生後の発達心理に関心を抱き、彼女はイタリアにおける知的障碍児療育の祖と位置づけられている。大正時代初期に日本から招待を受け、京都その他で講演（一九一四年七月）を行っている。障碍児の教育・福祉・医療が連携しなければならないことをわが国へ伝えた人と位置付けることもできる。終焉の地アムステルダムにモンテッソーリ国際協会があり、今に影響を残している。

このように、育ちにおけるさまざまな遅れを示す子どもたちを相手とする、個別専門領域を超えた発達支援が実践されてゆく中（ないし背景）から、児童精神医学という専門分野が登場してきた、と読めば歴史の理解に無理がない。

障碍を持つ子どもたちの実情を看過し得なかった行動者たちの心底に揺蕩ってきた衝迫が、児童精神医学という用語で語られるようになってゆく領域の出発点を創出したと辿れば、歴史経過を読み下すことが更に容易となるのではないか。

四　旧大陸におけるエミングハウスの前後

エミングハウスよりも前の人であるH・ホフマン（一八〇九－一八九四）にも、目を止めておこう。この人がADHD記述の元祖だと述べる者も居たので、一言しておく。ドイツの医師であり、絵本『もじゃもじゃペーター（Struwwelpeter）』の作者として知られている人物である（生田、松田、二〇一三、高砂、二〇〇六）。

この人、一八四四年のクリスマスに三歳の長男へプレゼントとして本を買ってやろうと書店へ出向いた。だけど、納得できるほどの絵本はみつからなかった。絵心ある人なので自らノートに絵を描き、若干の文章を添えて我が子への贈り物とした。

この手描き絵本は、周囲の勧めがあってフランクフルト市のレーニング社より翌一八四五年に出版され、一八七六年には第百版刊行記念会が開催されるほど売れ行きを大きく伸ばした。しかし後世の者がADHDと指摘する頁は躾としての戒めが描かれているに過ぎず、拒食症の予告とされる頁も偏食への戒めに過ぎない。

この児童書は当時ドイツへ留学していた日本人も強い関心を抱いたようで、留学生による紹介記事も残されている（久保、一九一六）。児童研究誌にホフマンを紹介した久保猪之吉は、帰国後九州帝国大学教授、本邦初の耳鼻咽喉科医となっている。本書はロングセラーとしてドイツで現在も子どもたちに読み継がれている。邦訳も刊行されており、参考書や教材として所有している子ども臨床家もいる。

ホフマンという人、なかなかの人物であったようだ。ハレ大学で学士号（Promotion）を取得、パリで外科と産科を履修（欧州では、このように各地を遍歴しつつの医学生修業が定番であったようだ）、一八三五年にフランクフルト・アム・マインで医師国家試験に合格して同地で開業、産科と小児科を得意としたという（生田、二〇一三）。ホフマンのように、一九世紀の欧州では、複数科を担当する医業が常態であったようだ。

あの時代のドイツでは、「言うことを聞かないと、お医者さんのところへ連れてゆくよ」と子どもを叱るのが日常的な親の語りであったという。そのような訳で、医師の前に座らされると子どもは恐怖で泣き叫ぶため、診察が困難だったという。ところがホフマン先生、子どもが診察室へ入ってくると先ずはお絵描きを始めて子どもの関心をそちらへ引き寄せ、それからおもむろに診察を始めたという。子ども心の掌握に長けた人だったのであろう。

個人開業より一六年後の一八五一年、フランクフルト市より依頼を受け、ホフマンは市立精神科病院長に就任した。理想主義的な病院建設に執念を燃やし、その一部門として児童精神医学に方向づけられた子ども病棟を建設している（トラマー、一九六〇）。一八八八年に七九歳で退職し、ジオリ医師が後任となった。

一九一四年にフランクフルト大学が精神医学講座を創設し、ジオリは初代教授に就任した。本邦で巣鴨病院（後の松沢病院）が東京帝國大學醫學部精神醫學教室になったことと同類の歴史推移だったのであろう。ジオリ教授門下には、後に神経病理学に名を成すニッスルやアルツハイマーが居た。

このような経緯を顧みれば、精神科の名医になったとは推量可能としても、ホフマンをドイツ児童精神医学の元祖だとか、ADHDの第一記述者などと語るには無理がある。

エミングハウス登場（一八八七年）からの数十年間、欧州精神医学領域では児童精神医学関連書が続々と刊行される時代であった。主な書物や事象を列記しておこう。

一八八八年　モロー・ド・トゥールMoreau de Tours、『子どもの精神病（La folie chez les enfants）』、Baillière et fis, Paris)。刊行。

一八八九年　右記モロー・ド・トゥールの書物をウイーンのガラッティが独訳（三六二頁）し、F・エンケ社（シュトウットガルト）より刊行。

何だか、独仏の先陣争いのようにも見える。フランスへ留学していた児童精神科医の語りによれば、フランスにおけるこの領域ではドイツの動きを無視しようとする流れを感じたという。独・

仏の精神医学では、疾病学（Nosologie）の樹て方において大きく異なった歴史を辿り、第二次大戦後のフランスでは児童精神科医療もセクトリザシオン体系の中に組込まれていったため、治療の在り方も両国で大きく異なる様相を呈しており、両国の児童精神医学を同列に語ることは難しい。とは申せ、D・J・デュシェは自著の中で、エミングハウスの教科書をとても高く評価している（デュシェ、二〇〇五）。

一八九八年　W・W・アイルランド『子ども・知的障碍児・精神病児の心情 The mental affections of children, idiocy, imbecility and insanity.』刊行。

児童精神医学史に時折引用されている書物（四三五頁）ではあるけれど、全二二章は白痴（Idioty）に関する論述で満たされ、定義や統計に始まり、関連法規の説明を経て、「狼少年」の記述で終わっている。

一八九九年　W・ヴィレ『思春期の精神病（Die Psychosen des Pubertätsalters）』Deuticke, Leibzig）刊行。

一八九九年　マネメ・ゴメス『Manheimer-Gommès：子どもの精神障害―児童精神医学及びその教育学・法医学への応用（Les troubles mentaux de l'enfance―précis de psychiatrie infantile avec les applications pédagogiques et médicolégales』Soc. d'édit. sci., Paris）刊行。

一九〇五年　フランス文部省から依頼を受けたA・ビネが医師T・シモン．の協力を得て知能検査法を作成し、公表した。それまで知的障害を大きな軸として動き始めていた児童精神医学史に、これは大きな跳躍台の一つとなったようである。社会適応可能度別の知的障碍児支援法を探索することが、ビネの検査法によってようやく可能になり始めた、と読むことができる。

一九〇六年、W・アメント、『児童心理学の進歩、一八九五年から一九〇三年まで（Fortschritte der Kinderseelenkunde 1895-1903）』Engelmann, ライプツィヒ）刊行。

一九一一年　治療教育部（Heilpädagogische Abteilung）が、フォン・プリケvon Priquetによりウイーン大学医学部に開設される。

一九一四年　M・パッペンハイムとC・ゴメス『思春期の神経症と精神病（Die Neurosen und Psychosen des Pubertätsalters）』刊行。

　軽症知的障害、精神病質、躁うつ病、てんかん、早発痴呆（往年のヘラー病などが述べられている）、外因性神経症・精神病の六章からなる一二九頁の中冊子。

一九一五&一七年　T・ツィーエン、『子ども期の精神疾患、精神薄弱と精神病質素質を含む（Geisteskrankheiten im Kindesalter einschliesslich des Schwachsinns und der psychopatischen Konstitutionen』（全二巻、計七〇七頁）刊行。

一九二三年　W・シュトローマイヤー、『子どもの精神病理学（Die Psychopathologie des Kindesalters）』三五九頁刊行。

　この時代、どのような病態に関心が向けられていたのか推量するため、本書の目次を訳出しておこう。一章　精神医学と教育／二章　神経質の成因と予防／三章　精神病質的素質／四章　神経衰弱と舞踏病／五&六章　ヒステリー／七&八章　癲癇／九～一一章　精神薄弱／一二章　急性精神病。

一九二四年　米国矯正精神医学会が設立され、米国矯正精神医学雑誌American Journal of Orthopsychiatrを刊行し始める。当時の同国において、児童精神医学関連論文を発表する主要誌となる。

一九二五年　A・アイヒホルン『非行少年（Verwahrloste Jugend）』、二九〇頁）。

　元学校教員の著者がフロイトより教育分析を受けて精神分析家となり、関心の中心問題であった非行に関する精神分析的解明を試みた書物。フロイトが序文を執筆している。精神医学・精神保健関連分野において非行を対象として記された初期の書物。本書が英訳されて世界で広く読まれるようになったのは、一九五五年以降。

この時期、米国ではヒーリー（後述）の『特有の非行児The individual delinquent』（Little Brown, Boston）が一九一五年に刊行されるなど、少年非行へ専門的な眼差しを向け、支援の方途が具体化し始めていた時代と見ることができる。

一九二五年 S・ド・サンクティス『子どもの神経精神医学——病理学および診断学（Neuropsychiatria infantile—patologica e diagnostica）』Stock, Roma）刊行。

あの時代、イタリア語による教科書は他に見当たらないので、本書がイタリアにおける児童精神医学の出発点と捉えておこう。本書の著者は、一九〇六年に最早発性痴呆Dementia praecossimaと題して一症例を報告した。しかし本報告例は後に脳の変性疾患であると判明し、この病名は医学史から退場した。

一九二六年 A・ホムブルガー『子どもの精神病理学講義（Vorlesungen über Psychopathologie des Kindesalters）』刊行、全八五二頁。

ハイデルベルグ大学精神科（主任教授、F・ニッスル）における講義録である。医学生だけではなく、教員養成系大学生をも対象としていると序文に記されており、本文中にも、小児科、教育分野、司法、保育関係者との連係の大切さが強調されている。本書はその後数十年に亘って読み継がれている。「極めて広い視野を持ち、人間愛の精神を基盤とし、力動的視点も加えて書かれた記念碑的教科書」である、と本教科書をカナーは高く評価している。

著者は、一九一二年にハイデルベルグ大学精神医学教室私講師、一九一七年同助教授となり、一九三〇年に五七歳で他界した（カナー、一九五五）。厖大かつ浩瀚な教科書である。刊行年を考えれば、高い評価は頷ける。ハイデルベルグ近郊に、要保護児や非行児の施設を作るなど、実践家でもあったようだ。

＊一九二六年　T・ティーレン『精神薄弱及び精神病質素因を含む子どもの精神病（Die Geisteskrankheiten einschliesslich des Schwachsinns und der psychopathischen Konstitutionen im Kindesalter）』刊行、全五五四頁。

一九一五年刊の二巻本を要約・改訂したもの。

一九二七年　W・W・チンバル、『子どもの神経症 Die Neurosen des Kindesalters)』刊行、全五〇九頁。

一九三四年　M・トラマーが児童精神医学雑誌（Zeitschrift für Kinderpsychiatrie）を創刊。

予約購読者が僅か六〇名と振るわなくて苦労した。かつてベルン大学精神科主任教授であったクレージイ博士が支援し、市民から千スイス・フランの寄付を得、ベンノ・シュワーベ社が刊行を引き受けることで実現した（ファン・クレーヴェリン、一九六三）。本邦における学会誌創刊時の苦労話を想起させる事情であったようだ。この雑誌は、一九五八年にActa paedopsychiatricaと改称し、ファン・クレーヴェリンが発展に寄与した。

一九三五年　この領域における英語圏初の児童精神医学教科書（Child Psychiatry）をL・カナーが刊行。

一九三七年　パリで第一回国際児童精神医学会議（会長、サルペトリエル病院のG・ユーエ教授）が開催され、ヨーロッパ全域および世界各国から三五〇名の参加者があり、英独仏三か国語の同時通訳が用意された。少年犯罪（非行）や医療と教育との連繋など、さまざまな主題が採り上げられた。共和国大統領主催の茶会も開かれた（シュミッツ、一九三八）というから、社会的に認知された会議であったと推量される。

一九三八年　E・ベンヤミン他『児童精神病理学教科書（Lehrbuch de Psychopathologie des Kindesalters）』刊行、（全三八二頁）。

五名による共著なので記述の斉一性はさりながら、子どもに焦点化した予診の取り方まで、あれこれ述べられている。

＊一九四二年　M・トラマー『児童精神医学教科書（Lehrbuch der allgemeinen Kinderpsychiatrie）』、刊行（全四八五頁）。

第二次世界大戦中に初版が出て一九六四年に第四版が刊行されており、ドイツ語圏ではよく読まれた教科書のようである。

第二次世界大戦中のトラマーは、欧州の中心という位置にありながら戦争の災厄に晒されることのなかった永世中立国スイスに在って、上記教科書を刊行したり先述世界初の児童精神医学雑誌を創刊するなど、大きな足跡を残している。子どもに関する学問が成立するには、平和であることが如何に大切な要件であるか、彼の存在は象徴的かつ雄弁に物語っている。

エミングハウスが点火した後、世に与えた影響力の強さおよび振幅においてホムブルガーの教科書が突出している。感性や行動力で足跡を残したという点で、児童精神医学草創期の数十年において、端緒者とホムブルガーとトラマーの三名は光彩を放っている。

先に述べたように「児童精神医学」という言葉、内実ありかつ現在に続く意味を用いて語られたのは、一九三三年（この年一月末に、ヒトラーが政権を掌握した年である）にスイス精神医学会で行われた講演でトラマーが用いたのが最初であることは相違なさそうだ。これに賛意を表する者が複数名ある（カナー、一九六〇、シュトウッテ、一九七四）。トラマーの講演は、エミングハウスによる教科書刊行から四六年後のことであり、半世紀ばかりを経て、児童精神医学の位置づけをようやく詳らかに語ることができるようになってきた、そのように感得される所述である。一九三〇年にストックホルムで開催された第二回国際小児科学会において、後に児童精神医学となってゆく問題領域に関する集いが催された。参加したトラマーがこれに啓発されて、スイス国内精神医学会で講演を行ったという。

本講演で、トラマーは新領域を独立させるために必要な要件として、次の諸点を指摘している。中枢神経系の形態学研究／幼児体験の重視・幼児期の夢・神経症理解における幼児期の衝動性に関する関心などを含めた、そのような意味における精神分析／内分泌・自律神経系の研究／実験心理学の発展とそれに関連した教育心理学／パヴロフの条件反射学、の五項目である。

新生児から反抗期までの心身発達とその病理、対処法（治療的手だて）が語られている。理論的な考察に留まることなく、発達に要する時間経過の重視、臨床実践的な視点から予後への配慮に至るまで言及されており、昨今の児童精神医学が嵌っている隘路を早々に予見し忠言していたのか、と錯覚すら抱かせられる。精神医学が中心かそれとも小児科学が中心か、という今日に引きずる話題も触れられており、教育との連係についても丁寧に論じられている。

治療に関しても自らの臨床経験から具体的に言及し、第一に大切なのは子どもの信頼を獲得すること、それは同時に、子どもの育ちを支えているおとな（親やその他の保護者）の信頼を獲得することであるとトラマーは語り、心底子どもに関心を抱き、聴き手として付き合ってゆくことの大切さを強調している。この信念に共感し実践できている人は、現今日本の子ども臨床家には何割くらい居るのであろうか。

これらの理由を並べてみれば、誕生日を定めたという表現はさりながら、二〇世紀前葉が終わりつつあるところで児童精神医学の枠組みを定置し、児童精神医学史濫觴の時期を締め括ったもの、とトラマー講演を評価することができる。

一九八七年一〇月二三–二四日にベルン大学医学部講堂で、同大学児童青年精神医学教室（Klinik Neuhaus）開講五〇周年を記念する国際シンポジウム（クロジンスキ、一九八八）が開かれ、筆者は演者としてこれに招かれた（清水、一九八八）。逆算すると、講座が開設されたのは一九三九年ということになる。付き合いの永いクロジンスキ教授は歴史に興味を持つ人物でなく、開会の辞においても記録集刊行に際しても、講座開設の由来・縁起に言及することはなかった。

二日目の夜、クロジンスキ邸で催された夕食会でも、講座の歴史について語られることはなかった。ラインハルト・レンプやテア・ショェンフェルダーなど当時のドイツ児童精神医学界における錚々たる面々が揃っていたにもかかわらず、歴史経緯を筆者が尋ねなかったことは、今になって悔やまれる。

大学に児童精神科講座が開設されたのは一九四九年のジョンス・ホプキンス大学が最初である、とH・シュトウッテは述べている（シュトウッテ、一九七四）けれど、トラマーやシュレーダーのところがもっと早いのではないか。カナーも小児科の客員として児童精神科外来を開始しており、講座（Lehrstuhl）として最初に社会的認知を得たのがどの時点か、詳細を明らかにできなかった。医学部講座の構造や肩書表現が国や時代によって異なるので、この辺りの穿鑿は実りない作業であろう。シュトウッテが主任教授を勤めたマールブルグ大学児童精神科は一九五四年に開設されている。

ドイツ児童精神医学・療育学会（Deutsche Gesellschaft für Kinderpsychiatrie und Heilpädagogik）の設立総会が、一九四〇年にウイーンで開催されている。しかしこの学会がそれ以降どうなったのか定かでない。これはナチズム時代の出来事だとして、ドイツ語圏の人達は触れたがらないようだ。いまや、存在したことすら忘却されているのであろう。

第二次世界大戦は、児童精神医学の発展にさしたる影響を与えることもない、とカナーは戦中に語っていた（カナー、一九四四）。他方、対戦国ドイツにおいてはまるで様相を異にしていた。一般にはナチスによる大量殺人が被害者数の大きさによって注目されている。子どもの立場から顧みれば、自国民の乳児に対してナチスが行った子ども作戦（Kinderaktion）により、障碍を持って産まれた多くの子どもが抹殺された（被害者数は不明）ことが想起される。成人障碍者を収容・抹殺する「T４作戦（T4-Aktion）（ベルリンの Tiergarten 通り四番地に担当部局の事務所が置かれていたことに由る命名）もあった。T４作戦は数年で中止となったけれど、子ども作戦は敗戦まで継続された（マイヤー、一九八五）。第二次世界大戦は、欧州の子どもたちに多様で壮絶な傷跡を遺している。

平和に護られてトラマーが児童精神医学を構築しつつあったのと同時代、子どもの命運が凄惨な状況に置かれていたドイツでは、児童精神医学・医療の設定など願うべくもなかった。これは、子ども臨床家が決して失念してならぬ史実である。

ついでに一言。さいきんドイツ語論文が読まれなくなったため看過されているのであろうか。日本の精神医学で話題になっているアスペルガー論文（アスペルガー、一九四四）の標題は"Autistische Psychopathen"と表現されており、自閉性精神病質（概念、ないし疾患単位であれば、Psychopathie となる）では誤解を招く。自閉性精神病質児（成人してからは、病質者）と日本語では訳出される必要がある（生田孝博士よりの私信）。

五　新大陸の動き

一八四六年までの米合州国には公・私立を問わず、知的障碍児の教育施設は一校もなかった。ボストン・パーキンス盲者研究所（Perkins Institute for the Blind in Boston）は知的障碍児のための実験学校を併設することにし、一八四八年、フランスからやってきたセガンが校長に就任した。ここから米国における子どものための精神医学は出発した、とJ・G・ローリーは同国の児童精神医学史を語り始める（ローリー、一九三九）。

右記ローリーとR・C・クラッチャー（クラッチャー、一九四三）の両名は、米国児童精神医学史黎明の半世紀を比較的詳細に記述している。二人の語りを纏めておきたい。

一九世紀の半ばから知的障碍児に対する特別の配慮が始まり、社会による支援の構図が次第に整備されていった。セガンの指導を受けて始まった知的障碍児の療育に続いて、非行少年への心配りも米国児童精神医学を構築してゆくための第二の礎として加わった。シカゴ・クック郡の少年審判所（Juvenile Court）が非行問題解明のためにW・ヒーリーを招聘したのは一九〇八年である。翌年からヒーリーは非行少年の矯正を目指して模索し始める。一九一七年にはボストンのジャッジ・ベーカー児童財団（Judge Baker Foundation for Children）から招かれ、同地で児童相談活動を開始、この営みはやがて児童精神医学の起始へと繋がってゆく。

知的障碍および非行への関心と実務的な行動が児童精神医学へと繋がりゆく道程には、アドルフ・マイヤー（一八六六－一九五〇）の存在を見逃すことができない。スイスに生まれ育って米国で精神科医として花を咲かせたマイヤーは、全人的に患者を診ることなど、一九世紀末としては先駆的な臨床感覚を持つ人であった。遺伝要因を重視し過ぎる当時の学界風潮を批判し、子ども時代の成育状況に視線を注いだ。そのような考想の流れにおいて、子どもへの関心を高めていたようだ。内科医レオ・カナーをジョンス・ホプキンンス病院へ招いて精神科医に転向させた上で同病院の小児科へ派遣したことにも、そのような思いがマイヤーの心中に込められていたのであろうか。

米国精神医学黎明期（児童も成人も）で注目されるのは、医師と共にソーシャルワーカーおよび心理技術者の三者による連繫作業が当然、という流れが当初から存在したことだ。そこには二つの動因があったようだ。ソーシャルワーカーへ関心が高まった史実には、第一次世界大戦の前線へ派遣する兵士を選別する作業に、それまでの優生学相談員を活用し、戦後、かれらを臨床の場へ転用したこと。心理技術者への関心はビネが一九〇五年に開発した知能検査技術を基に、米国のL・W・ターマンにより米国用修正版としてスタンフォード・ビネ・テストが開発（一九一六）されこと。この二点がそれぞれ寄与しているという。A・マイヤーの妻メアリー・ポッターは夫の（二次予防的な）考えに共感して精神科患者の家庭訪問を行い、米国初のソーシャルワーカーとも言える（デュシェ、二〇〇五）ということだから、米国におけるPSW機能の発展へマイヤーの存在は促進的に作用していたと想定される。

村松常雄が米国留学より戻り、東京大学精神科脳研究室で児童外来を開設し、国立精神衛生研究所に児童部を開設し中川四郎を赴任させてソーシャルワーカー・心理技術者を採用したこと、次いで名古屋大学へ精神科教授として赴任してからは、精神科臨床を充実させるべく精神医学教室にソーシャルワーカーや心理技術者を常勤職員として配置したことは、米国で自ら実地を見聞してきたことに由来する発想だったのか。

前世紀末に神経科医から転身して精神分析を構築しつつあったジクムント・フロイトは、早くも一九一〇年にG・S・ホール（ドイツの実験心理学者W・M・ヴントの許へ留学した、米国心理学の祖）の招きを受けて米国で講演旅行を行っている。直ちに心酔する者も居たし、マイヤーのように関心は向けたものの深入りしなかった者も居た。しかし、精神科医や心理学者に乳幼児期への関心を抱かせたことにおいて、フロイトは新大陸へ大きな影響を残している。技法論では様相を異にするけれど、精神分析家のメラニー・クラインとアンナ・フロイト（両名共、活動の場はロンドンが中心であったけれど、しばしば米国を訪れている）が子どもの治療として【遊びplay】を活用したことは、児童精神科臨床技術の推進に大きく寄与していたと読むことができる。

米国児童精神科医療を推進することに貢献した動きとしていまひとつ、精神衛生活動の拡大も注視しておく必要がある。C・W・ビアズ（一八七六―一九四三）は、自らの精神科入院体験を基に記した『わが魂にであうまでA Mind That Found Itself』を刊行（一九〇七）して、社会からの強い関心を集めた。

翌年、コネチカット精神衛生協会を設立し、その次の年には、アドルフ・マイヤーや哲学者ウイリアム・ジェームズ（ビアズの著書で序文を認めている）らの支援を受けて国家精神衛生委員会（National Committee for Mental Hygiene）を発足させ、活発な全国活動を開始した。その影響を受けて子どもの精神衛生に対する関心も沸き起こって児童相談センター（Child Guidance Center）が全国各地に開設されるようになり、まずは外来診療（というよりは、精神衛生相談）からこの新しい分野は出発した。

一九二五年にニューヨーク市精神衛生局が、精神薄弱委員会の助成を得て児童相談所（Child Guidance Clinic）を開設し、パーソナリティや行動上の障碍、神経症を持つ子どもの「診療」を開始した。ニューヨーク市内に集中していて郡部にはなかなか目が届かなかったようで、二名の常勤精神科医と二名の心理技術者を配置することを基準として、一九四一年の報告時点では、州内で年間延べ一五〇〇日の巡回診療が行われていたという（コーエン、一九四二）。

しかし、職員の確保、技量の質、診断ばかりで治療は行わない診断所という苦情に対する弁明、職員育成がかなり困難であることなど、嘆き・弁解の語りも同時に綴られている。専門医の量的確保や質的向上を査定するのではなく、有能なソーシャルワーカーの育成を期待しているところから、児童精神科臨床の始まりというよりも子ども精神保健相談の濫觴期、とこの時期の米国を捉え（表現し）ておくのが妥当であろう。

クラッチャーが語った一九四三年は、カナーが児童精神医学教科書を刊行してすでに八年を経過していた。それにもかかわらず、彼の論述では「一九三五年に英語圏初の児童精神科教科書が刊行された」と語るに留まってカナー自身の名前は出てこず、脚注に記されているのみである。クラッチャーの論文と同年に刊行された早期幼児自閉症論が業界内で注目され始めて後に、カナーの名が広まったのであろうか。

一九三九年には全米に七七六カ所の児童精神科診療所が開設されていたとロウリーは語っているけれど、論拠や出典は示されていない。同じ講演で、専門家の促成育成（一九二六年以降、Institute for Child Guidance によって行われていた、とある）が慌しいものであったとも彼は語っており、質的にはどのような水準のものであったか定かでない。推量ではあるけれど、Child Guidance Clinic が続々と開設されていたにもかかわらず、専門家養成が追い付かなかった当時の状況を振り返れば、それらの現場で働く者へ指針を提供する手段としてカナーの教科書が有効な機能を果たしていたのではないか。

レオ・カナー（一八九四–一九八一）は、わが国では早期幼児自閉症の記述者として大いに名が通っている。彼は、米国ですでに始まっていた子どもの精神衛生活動を児童精神医療・医学の方向に導いた人の一人としても見ておくのが宜しかろう。

この人、現在はウクライナ領となっている土地で誕生、叔父を頼ってベルリンへ移住してギムナジウムを修了、ベルリン大学で医師となり、内科学教室で心臓研究に従事していた。一九二四年、妻子を伴って米国へ移住し内科医として州立病院で働いた。やがて、スイスから移住してきていた精神科医のアドルフ・マイヤーから誘われてジョンス・ホプキンス病院へ移り、精神科医となった（清水、二〇一四）。

米国では、一九三〇年に児童保健・保護ホワイトハウス会議（White House Conference on Child Health and Protection）が発足して、同委員会の下部組織として小児科における心理学・精神医学特別小委員会（Special Subcommittee on Psychology and Psychiatry in Pediatrics）が設置された（カナー、一九六〇）。そのこととどのように関連しているのか（あるいは無関係か。トラマーは《偶々同年に》診療を始めたといった筆致でこの部分を一九六〇年に語っている）定かではないけれど、この年にジョシア・メーシー・ジュニアJosiah Macy Jr.財団から特別寄付を受け、ジョンス・ホプキンス大学小児科（Harriet Lane Pediatric Clinic）にカナーが客員として参加し、米国初の全日制精神科相談サービスが開始された（カナー、一九三二）。

カナーの診療開始から六年目の全米精神科外来診療所住所録（クラーク、一九三六）には、ジョンス・ホプキンスJohns Hopkins病院の児童精神科コンサルテーション・クリニックに、カナーがディレクターで、その下に二名の精神科医と二名のＰＳＷがおり、前年の新規患児三〇二名だったとある。続いて、同病院成人部門（Henry Phipps Psychiatric Clinic）には、Ａ・マイヤーの下に精神科医四名、心理技術者三名、小児科医一名、ＰＳＷ四名が配置され、前年の新患数が成人一二四四名、児童八六〇名と記されており、この情報のみで同大学病院の構図を把握することは困難である。

なおこの住所録を見ると、この年、対象を子どもに限定して診療を行っている精神科医療機関は全米で一八九カ所を数える。しかし、ニューヨーク州に九〇カ所、マサチューセッツ州に三三カ所あって、この二州で全体の六五パーセントを占めており、著しく偏在していたことが判る。

カナーによる前記講演では同小児科の主任であるパーク教授（カナーの教科書に序文を寄せている）が追加討論を行い、二ページ余に亘る記録が残っている。そこではカナーが「われわれの guest である」と表現されており、有益な貢献をしてくれていることへの謝辞が縷《る》々《る》語られている。カナーが教科書「児童精神医学」を刊行したのは、その四年後である。

カナーの許に一年間留学した牧田によれば、早期幼児自閉症について教えられることはまるでなく、臨床行為については厳しく躾けられたという（牧田、一九八一）。

ジョンス・ホプキンス大学病院のように精神科と小児科が密接に連携して運営される児童精神科診療は、コロンビア、コーネル、イエール、スタンフォード、ミネソタ、トロントの各大学でほぼ同じ時期に発足していた（カナー、一九四四）。

齢六〇代後半に入った一九六〇年（これは、日本で日本児童精神医学会が創設された年である）、カナーは「児童精神医学の回顧と展望」という文章を米国精神医学雑誌に寄稿する。欧州に生まれ育っただけあって欧州の歴史もしっかり踏まえ、イタール、セガン、グッゲンビュール、ペスタロッティなどの足跡を辿り、教育（とりわけ、二〇世紀前半に米国で普及し始めた精神薄弱児の教育）と児童精神医学との関連を強調し、オーストリア、ドイツ、スイスで普遍化している療育（Heilpädagogik, remedial education と、独英語が併記されている）の重要性にも言及している（カナー、一九六〇）。

カナーに続いて、多くの児童精神科医や精神分析家が新大陸で活躍する時代が始まった。そして日本の学会誌より二年遅れて米国児童青年精神医学会雑誌（Journal of American Academy of Child and Adolescent Psychiatry）が刊行を始めた。

六　日本における前史

欧州と同様、日本における児童精神医学の背景史も少し振り返っておこう。

子どもという存在を眼中に置かなかった一八世紀より以前の欧州（アリエス、一九六〇）では当然、児童精神医学への注目など発生するはずもなかった。ところが欧州とは異なり日本では、古い時代から子どもへの関心が貴賤を問わず強く抱かれていた（時代や社会階層によって濃淡の差はあったけれど）という歴史がある。そのことはすでに記してある（清水、二〇一四b）ので、ここでは繰り返さない。農業国であったこの国で、知的障碍児はそれなりに農家の働き手になるとか、地域社会で事情に応じた保護を受けていたのではないか。明治期以降の時代変化について、少し振り返っておく。

明治政府が成立した一八六八年の京都府が「棄子の禁」という布令を発しているから、この時代には捨て子が多かったのであろうか。

その翌年、京都市には「番組小学校」が市内六四カ所に、土地・建物の全額を市民から寄付を受けて設立された（「学制」施行より三年も前のこと）というから、教育への関心は強かったのであろう。学校、市役所の分室（種痘なども行ったと記されているから、保健所機能も担っていたのか）、火の見櫓付き消防団も併設されていた。地方自治体（京都市）を支える地区センターのようなものだったと察しられる（京都市教育委員会、二〇〇六）。因みに、当時の京都市年間予算は西本願寺のそれと同等であった（津本陽『大谷光瑞の生涯』角川文庫）。庶民の支援なくしては実現し難い学校設置であったのか。千年余に亙って首都とされていた文化の中心、そのような自負があり、旦那衆の財力あった故に成立した史実であろうか（本書第一部第三章を参照）。

以下、年表仕立て（清水、二〇一〇）で、日本における時代の流れを略述する。

一八七二年　学制施行。
　　　　　東京府が養育院を設立し、孤児を収容するようになる。
一八七五年　津田仙らが、楽善会（後の東京盲学校）を私財により設立。
一八七九年　初の児童養護施設である福田会育児院開業。
一八八四年　池上雪江が大阪に神道祈禱所（初の感化院）を設立。池上の他界と共に閉鎖となった。
一八八七年　石井十次夫妻が岡山市に岡山孤児院を開設。巨大化したこともあって、後に宮崎県茶臼原へ移転し、規模は大幅に縮小したものの、現在も運営が続けられている（横田、二〇〇二、細井、二〇〇九）。
一八八九年　長野県松本尋常小学校に落第生学級設置（軽度知的障碍児に対する特別支援教育の嚆矢であろうか）。
同　　年　山形県鶴岡の私立忠愛小学校が学校給食を開始。忠愛小学校は、授業料を払えない子（当時の義務教育は有料であった）、弟妹の世話などの故に勉学できない子などを無料で教育するため、宗派を超えて近在の仏教寺院が一致協力して設立した私立学校である。
一八九一年　石井亮一が、後に滝乃川学園と名付けることになる知的障碍児の施設（本邦初）を開設（滝乃川学園、二〇一二）。
一九〇六年　森田正馬、『小児の精神病に附て』と題して講演、児科雑誌に記録を掲載（森田全集第六巻に再録）。
一九〇九年　三宅礦一、『病的児童心理講話』と題して講演。
　　　　　このころの三宅は、子ども臨床研究への指針となる見解を、「児童研究」誌へ度々投稿している。
一九一五年　三田谷啓が知能検査法を考案（後述）。
一九一六年　森田正馬が児童学会において『児童の恐怖症』と題して宿題報告。児童研究二一巻に掲載（森田全集第六巻に再録）。
一九一九年　七月、大阪市立産院・乳児院・児童相談所・少年職業訓練所が開設される。

一九二九年　下田光造、『異常児論』刊行。
一九三一年　森田正馬、『小児の神經質』を臨床医学に掲載（森田全集第三巻に再録）。
一九三六年　四月二〇日、堀要（二九歳）が名古屋帝国大學附属病院に児童治療教育相談室を開設して、児童精神科診療を開始。
一九三七年　三田谷啓、精神神經學雜誌に児童精神医学関連論文発表。
一九四〇年　吉益脩夫、村松常雄、精神神經學雜誌に児童精神医学関連論文発表。
一九四三年　堀要、名古屋醫學會雜誌に児童精神医学関連論文発表。

このように、精神科医の名が登場し始めるより以前から、育ちにさまざまな困難を持つ子どもたちへ支援者による活動の始まっていたことが注目される。近代以降、十五年戦争を開始する前までの時代に、どのような知的障碍児施設が活動を開始していたのか、記載しておく。施設名に続いて、活動開始年および中心となって活躍した人物名を記す。

聖三一弧女学園（後の滝乃川学園、一八九一、石井亮一）、白川学園（一九〇九、脇田良吉）、日本心育園（一九一一、川田禎治郎）、桃花塾（一九一六、岩崎佐一）、藤倉学園（一九一九、川田禎治郎）、大阪市立児童相談所付属学園部（一九二〇、土屋兵二）、三聖医院（一九二二、宇佐玄雄）、筑波学園（一九二三、岡野豊四郎）、大阪治療教育院（島村塾、一九二五、島村保穂）、三田谷治療教育院（一九二七、三田谷啓）、児童教化八幡学園（一九二九、久保寺保久）、白玉学園（一九三〇、荒木善次）、小金井治療教育所（一九三〇、児玉昌）

右記略年表に記した人物の一人、三田谷《さんだや》啓《ひらく》について少し述べておきたい。

三田谷は一八八一年兵庫県（現、西宮市名塩）に生まれ、大阪府立高等医学校（後の大阪帝國大學醫學部）卒業後は東京へ居を移し、呉秀三《くれしゅうぞう》から精神病理学を、富士《ふじ》川游《かわゆう》から治療教育学を学んだ。一九一一年にドイツへ留学、ゲッティンゲン大学で治療教育学を主題として博士号を取得。以後、ミュンヘン大学のクレペリン教室など、各地で研鑽を重ねて帰国。

一九一五年に「学齢児知力検査法」を公表した（川北、二〇〇三）。大阪の師範学校教員であった鈴木《すずき》治太郎《はるたろう》が鈴木ビネー式検査法を発表するより十五年前だから、おそらくは本邦初の知能検査法であろう。ドイツ留学中に、ビネの知能検査法発表を見聞して、本邦への導入を試みたのではないか。

一九一六年、三田谷は一一六例の被虐待児を新聞記事より抽出して分析し、現今の身体的、心理的、性的虐待およびネグレクトに相当する事例を論じている。これは、ケンプが被殴打症候群のシンポジウムを開催（一九六一年）するより四五年も前、日本の児童虐待防止法が制定される一七年前のことである（「救済研究」、吉見、二〇一二より引用）。被虐待児保護対策について行動することがこれに続かなかった故であろうか看過されているけれど、医師として子ども虐待問題を指摘した先駆者と表現して宜《よろ》しい人物である。

昭和初期における本邦の児童虐待について、要保護児童はいずれも貧困に由来していると吉田《よしだ》久一《きゅういち》は語り、特に「欠食児童」「親子心中」「虐待」の三点に注目する必要があると指摘し、これらの事情が背景となって一九三三年に児童虐待防止法が制定されたと語っている（吉田、一九九三）。

一九一八年、関大阪市長が社会部に児童課を設置し、初代課長として三田谷を招聘する。翌年（大正八年）七月には、三田谷課長の発案により、大阪市立の産院、乳児院、児童相談所、少年職業訓練所などが創設されている。

精神神經學雜誌の三宅《みやけ》鑛一《こういち》還暦祝賀記念号には、今でいう特別支援教育や知的障碍児の療育が本邦にほとんど根付いていないと悲憤慷慨する論説（三田谷、一九三七）を寄せており、子どもに関連したさまざまな小論文・意見等を、当時は唯一の子ども問題関連定期刊行物であった「児童研究」誌に度々掲載している。

児童相談所で引き受けた発達に重い障碍を持つ子どもを育てる受け皿として、兵庫県武庫郡精道村打出（現、芦屋市）に私財を投じて「三田谷治療教育院」を開設した。当初は、児童収容部、児童教育相談部、社会教育部の三部門によって運営され、一般母子に対する健全育成の啓蒙活動も行っていたようである。やがて、発達に遅れのある子どもを預かる施設として治療教育を展開し、現在も運営が継続されている。三田谷は一九六二年五月に他界した。後年、子ども臨床と呼ばれるようになってゆく広範な領域において、三田谷は縦横無尽に駆け抜けた人、と表現して差し支えない。

七　日本の児童精神医学

このように追想してくると、本邦児童精神医学の歴史においても欧州と同様、特殊教育の実践、障碍を持つ子どもへの福祉支援、さまざまな児童福祉の実践があり、次いで先進国の歩みを輸入紹介する努力が進み、その先において、堀要（堀、一九四三、一九六六、一九六七、一九七九、一九八〇）による医学的治療実践が一九三六年四月二〇日に始まった、と経緯を辿ることができる。

年表風に顧みれば、堀がこの国における児童精神科臨床の先駆者だと理解される。神戸文哉の『精神医学提要』（神戸、一八七六）には児童精神医学に関する記載があると述べる者も居るけれど、この書物で子どもに関しては、知的障害、癲癇、クレチン病についての簡単な記述を見るに過ぎない。

子どもに対する精神科医療に向けて悪戦苦闘した道程を、堀要は自ら書き残している（堀、一九八〇）。児童精神医学誌にそれは掲載されているけれど、もうすでに四〇年近くの歳月が経過しており、それ以降に子ども臨床へ参加した（あるいは、出生した）子ども臨床家が多くなっているので、ここに簡略紹介しておく。

和歌山県生まれの堀は一九三二年の春、第一回生として名古屋醫科大學（後の名古屋帝國大學醫學部）を卒業している。「鈍才が大学で生きる道は、日本でまだあまりやっている人がいないと思われる道を猪突猛進することではないか」と考えた堀は、入局四年目で上司の杉田直樹教授に子ども研究を行いたいと申し出た。「精神医学者が子どものことをやることは大切だが、それでは飯が食えんよ」と忠言した上で、申し出は許可された。

もっとも、そのように不採算領域だと助言した杉田教授は一九三七年以降、廃院となった私立精神科病院を私費で買い取って「九仁会八事少年寮」を開設、エコノモ型脳炎大流行後にパーソナリティ偏倚《へんい》を残した子どもや知的障碍児等を収容・療育する施設の運営を行っている。堀も《寮》の仕事を手伝うことで、子ども観察の技量を向上させる一助としている。

研修の「大部分は杉田教授から与えられたもの」と恭謙《きょうけん》しているものの、堀は大切な研修の場として「公共交通機関と停車場」を挙げている。母親に負われたり手を引かれたりする年少児に近づく、つまり「完全に初対面の状態で、接近していって笑顔でむかえられるようになること、抱かれている赤ん坊に手を差し伸べて抱き取ることができるようになること」を研鑽したという。ささくれ立った昨今の世情ならば、不審者扱いされ兼ねないところだけれど、本邦初の児童精神科臨床医はこのように模索しつつ彫心鏤骨《ちょうしんるこつ》の修練を重ねていった。

堀と直接の師弟関係はない精神科医であるけれど、中部地区で臨床活動を継続している高橋脩は、電車の中で子どもの言動をじっくり観察して語り掛けるという生涯研修を自らに課している。

軽軽に技法論を振り回すことは脇に置き、このように実直で性根の据わった心意気があったことを、子ども臨床を業とする者は忘れないようにしたい。

この語りを再読して、ある酒席での情景が筆者には思い出された。「ボクが抱っこするとねえ、赤ちゃんは誰も泣き出さないんだよ」と自慢話（と申しても、外連味なぞまるでなく、温かくユーモア溢れる語り）を聞かせてもらった。それは、診察室へ入ってきた瞬間から赤子の目を優しく見つめると同時に、母親の抱き方をしっかり観察し、「母親のとおりの抱き方をすると泣かないんだよ」という（清水他、一九九六）。

堀は、臨床を超えて、日常生活における子ども心性を巧みに言語表現する才の溢れる人であった。その一部を、弟子の若林慎一郎らが記録に遺してしている（若林他、二〇〇八）。本邦児童精神医学史の添景として想起するに値する。

子どもの療育を学ぶため、三田谷治療教育院へ出向いて三田谷啓と交流を持ち、その「立派な人格に接し」て多くを学んだという。

一九三六年四月二〇日、隣接する小児科の協力を得て、大学病院精神科外来の一室に児童治療教育相談室を開設した。「わたくしを訪ねてくれる子どもとその親は、わたくしにとって最良の心の師である」を座右の銘とした。

精神薄弱と診断されて九仁会八事少年寮へやってきた「ケンチャン」という男の子が「どうも精神薄弱らしくない、なんだろう」と、同僚の岸本鎌一（故名古屋市立大学名誉教授。児童精神医学へは進まなかったけれど、熱性痙攣を主訴に精神科を受診した幼児たちを、思春期に至るまで脳波所見によって毎年追跡調査していた。幼児用絵本も遺している）と首をかしげ、話し合っていた。カナー報告より五〜六年も前のことであった。「幼児自閉症の診断がつくようになってから、それだったにちがいない、と思い出された」けれど、戦争を挟んだ時代、米軍による空爆被災地の名古屋であったため、追跡調査などできる由もなかったことを残念がっている。

名古屋少年審判所（現在の家庭裁判所少年部に相当するのであろうか）へ医務嘱託として通い、司法面から子どもの観点、観察と記録の技を学んでいる。

自宅近くの小規模小学校へ自ら希望して学校医となって入り込み、「一般に学校医と教師との間にはあまり意思の疎通が行われていない」ことを知り、理由の一つとして「臨床医の思考様式と現場教師の思考様式の差による」ものであると理解している。児童精神科臨床医の眼から眺めると、あの時代から現在まで、この面はさして進化していない国であるように感じられる。何故だろう。

堀は、このように現場主義と体験重視を常に維持し、自ら体験したことの背景事情を嗅ぎ分けるべく努めた人であり、未開の地にあって孜々《しし》たる努力を重ねてきた児童精神科医療の職人であった。スイス児童精神科医療の鼻祖トラマーが彼の地で週一回午後に開設した母子相談が評判を呼び、週日の午後全てを提供するようになり、やがて観察病棟を開設、学校との連繋を確保し、自治体との協業を組み立てていった歴史（トラマー、一九六〇）、それを思い出させる地味な道程を、近似した時期に東洋の地で、掘も精励恪勤していた訳である。

一九三八年五月より、念願のヨーロッパ留学に二年間の予定で旅立った。

先ず、ベルリンで二カ月のドイツ語会話研修に参加。続いてシャリテの精神科ボンホェッファー教授を訪問し、二カ月間の児童病棟見学を許可され、更に同地の体質研究所外来へW・ウェンシュ教授を訪ね、二週間の見学と個人講義を受けた。自ら語っているように、随分と強引な視察旅行を続けたようだ。

フランスでは、パリ大学サルペトリエル病院小児神経科（ユーエ教授）やセーヌ州立小児精神科病院を見学している。続いてスイスでは、トラマー教授の面会を強く希望していたものの休暇で不在だったために果たせず、ベルンやチューリッヒでいくつかの病院、施設を見学している。

ウイーンでは、大学小児科の治療教育部門（Heilpädagogische Abteilung）を訪れてハンブルガー教授と討論したとあるものの、兵役に服する前で在籍していたはずのアスペルガー医師のことはこの自伝的記録には登場してこない。一九六六年、アスペルガー教授訪日の際には面談して療育棟の辣腕ツァーク婦長の安否を尋ね、連合軍の空爆により命を奪われたと聞いて悵事の念を抱いたとエッセーに遺している。

この後、渡欧の最大目的であったライプツィッヒのP・シュレーダー教授を訪ね、数カ月滞在している。この間、一九三九年五月にヴィースバーデンで開催された第二回国際児童精神医学会（シュレーダー教授を会長として一九四一年にドイツで開催が予定されていた。第二次世界大戦勃発により、中止）の準備会にも出席している。ライプツィッヒでは、後にノーベル物理学賞を受賞する朝永振一郎と同じ学生寮に暮らしている。

北欧三国の視察旅行を行っている間に第二次世界大戦が勃発した。報せを受けたとき、在独邦人を一斉帰国させるために用意された靖国丸はすでにハムブルグ港を出帆してしまっていた。ノルウエーのベルゲンまで急ぎ列車で移動して乗船、予定を半年ほど早めて朝永、湯川秀樹、谷口吉郎らと倉卒《そうそつ》に帰国の途についた。

臨床を無二の生甲斐としていた堀は、名古屋大学を定年退官した後、日本福祉事業大学教員の傍ら、毎月第一木曜日に三重県立子ども心療センターあすなろ学園（現、県立子ども心身発達医療センター）へ通い、子ども診療を行うと共に、若手医師に豊穣な臨床的助言を提供していた。西田寿美医師（三重県立あすなろ学圏第四代園長）は、この僥倖に与かった最後の世代であろうか。

堀から少し年下の黒丸正四郎は一九三九年に京都大学を卒業し、海軍に六年間軍医として従軍。復員後に京都大学精神科へ入局した。当初、化学実験と読書に専念していた。同時に子どもの患者にも関心を抱いていた。それは、精神分裂病の症状論は理論の交錯ばかりで現実味が乏しく、子どもに精神分裂病が発症する過程を観察することがもし可能であれば、もっと実証的に理解できるのではないか、そのような期待に由来するものであったという（黒丸、一九七五、一九七八）。

そして、子どもの患者をどのように理解すれば、また扱えばよいのか、糸賀一雄（糸賀、一九六五）のところへ通って話し合っていた。糸賀は京都大学哲学科を卒業、同い年同士で以前からよく話し合っていた仲であった。滋賀県職員となった糸賀は、求められて、一九四六年に近江学園を開設して知的障碍児の療育を始めていた。

黒丸は、時には、堀要の教えを乞うため米穀持参（この時代、食料配給券、あるいは米穀現物を持参することなく国内旅行を行うことは不可能であった）で何度も名古屋まで通い、二人で夜を徹して語り合っていた。大阪市立大学から神戸大学へ精神科教授として赴任して以降は子どもへの関心を一層強め、本邦児童精神医学における祖の一人として名を留めることになった（清水、他、一九九六）。

一九九五年一月に阪神・淡路大震災が発生し、同月末から神戸市児童相談所を拠点として日本児童青年精神医学会は子どもの災害精神保健支援活動を始めた。発足当初から、神戸市および近郊で子どもを診ることが可能な精神科医二十数名の所在を記入した地図が作成された（井出浩による）。その手描き地図に書き込まれていた医師の数を見て、黒丸正四郎の存在を筆者は強く感じ取った。このことは、二〇一一年三月に東北を襲った激甚大災害の後、堀要の孫弟子である杉山登志郎や大高一則が東北被災地へ静かに通い続けていた事実を連想させる。

堀も黒丸も共に、研究論文をあまり残してはいない。しかし、良質の弟子・孫弟子を数多く残したことで、やはり祖とすべき人物と判断する。

これ以外の人物に触れていないことへ異を唱える向きもあろう。とりわけ、それぞれの弟子筋からの異論が想定される。村松常雄、高木四郎、牧田清志らの諸氏は、留学を経験したことで米国の先行知見を本邦に導入することにおいて功績があった先達たちである。高木は留学して多くを学んできたものの、故国へ知見を根付かせる余裕なく病を得て五〇代終りの働き盛りに命終の期を迎えた。

先の略年表に登場した森田、三宅、下田は臨床実践に関する記録が残っておらず、村松、中川、牧田らよりひと足先んじて欧州の先駆に関する情報を本邦へ輸入する役割を担った人々、そのように位置づけるのが妥当ではないか。

高木隆郎も十五年戦争後の時代を語るには欠かせぬ人である（高木、二〇〇二）。専門雑誌が創刊され、続いて本学会が組織として成立したことは、この人がなければ相当に遅れてしまっていたに相違ない。氏の活躍に関しては、本学会の五〇周年記念誌に十分語られている（日本児童青年精神医学会、二〇〇九）ので、本稿では割愛する。

村上仁《むらかみまさし》の名も銘記しておく必要がある。高木隆郎が学会設立に大きく貢献できたことを、背景で支え続けた人である。京都大学精神科教授として本邦精神病理学の雄であった。同時に児童精神医学の必要性を考え続けた人でもある。名古屋市立大学教授時代に名古屋大学教授であった村松常雄教授と交流があり、児童精神医学の必要性を考えるようになった、そのように記した記録もある。

京都大学を卒業して三重県立高茶屋病院に勤めていた井上正吾院長との交流の中でも、村上は常々児童精神医学の必要性を強調していた。井上の要請に応じて、児童精神医学の道を求めていた若き日の十亀史郎を京都大学より派遣することで、やがて「三重県立子ども診療センターあすなろ学園」（現、県立子ども心身発達医療センター）へと成熟させる基点にも村上は関与している。

堀が個人的に辛苦と工夫を重ね、海外での見聞も加え、手作りで自らの児童精神科臨床の術を見出していったように、敗戦後の時代にも個人の孤独な試行錯誤や海外留学で技を獲得してきた臨床家が少なくない。ごく一部の名を挙げておく。中沢たえ子（ボストンおよびロスアンジェルスと二度留学）、平田一成（伝説の比叡山シンポジウムに参加）、小倉清（メニンガー・クリニックを中心に米国へ八年間留学）、古元順子（L・ベンダーの元へ留学）、十亀史郎、設楽雅代、高橋脩（シドニーへ留学）、など（順不同）。

九州を代表して村田豊久の名も挙げておこう。九州大学で医学を修め（一年先輩に水俣病問題に大きな足跡を遺した原田正純、同学年に精神科医神田橋條治が居た）、池田数好（モーズレー病院へ留学した精神科医、本学会第五回大会会長、九州大学元学長）の指導を受けている。ウイーン大学小児科へ留学し、乳幼児分析的発達検査法に名を遺している遠城寺宗徳（九州大学小児科教授）は、ウイーン大学と同じ構造を持つ療育室を九州大学小児科に作っており、九州大学には早い時期から今で言う児童精神科臨床への初歩が見られた。このような状況の中から雑誌「教育と医学」（慶應義塾大学出版会）が生まれ、六〇年以上に亙って刊行が続いている。

こういった学統の中で村田は精神科医となった。加えてパリ留学中にL・レヴォヴィシから一年弱、臨床指導を直接受けていることも注目される（清水、二〇一四a）。「教育と医学」の編集委員長を勤めていた時期もある。広汎に文献を渉猟しつつも、子どもの育ちに付き合い切るという意味で、この人も堀要の風格に通底するものを持つアルティザンである。幕末の備中松山藩の家老山田《やまだ》方谷《ほうこく》は、藩主板倉勝静が老中首座に就くと共に、江戸幕府の政治顧問となった。方谷は七年間で藩財政を建て直した上、江戸では徳川慶喜の大政奉還文書原案を作成した傑物である。村田豊久が山田方谷の末裔である（DNAを継承している）ことは、本邦児童精神医学界でほとんど知られていない。

欧米と本邦における児童精神医学成立過程の共通点を整理しておこう。知的障害児への社会支援が先行していたこと、小児科と精神科との間に協業（名古屋帝國大學）や綱引きがあったこと、いずれも学際的な多職種の協業があって成立してきたこと、専門性や知識量や技術を超えた個人の人品骨柄が臨床場面で強く浮かび上がってくること、などを読み取ることができる。

八　対象年齢の拡大

欧州でも本邦においても、児童精神医学への関心は幼児期からいわゆる学童期の終わりころまでを対象とする臨床の営みから始まったと読むことができる。

低年齢に向けて関心が拡大したのは、S・フロイトが零歳児の発達に精神医学・心理学の関心を注いだことから影響を受けた部分が少なくない。先に触れたようにトラマーも、精神病理の淵源を乳児期に据えたことをも一因として、精神分析を児童精神医学における基礎学の一つとして採り上げている。ルネ・スピッツ、マーガレット・マーラー、メラニー・クライン、アンナ・フロイトなど、フロイト派およびその周辺から幼児の精神科臨床（医学を超えて）を専門とする者が増えたことも、この領域の関心を下方年齢へ拡大することに加勢している。

低年齢に向けて臨床家の関心が拡がるのに連動して、親子関係への関心が深まってきたことにファン・クレーヴリンは言及している。彼は親子関係への注目から予防医学への関心に筆を進め、昨今、発達障碍医療への関心が高まるにつれて注目されている「発達予後」にまで言及していたことに驚かされる（ファン・クレーヴリン、一九六三）。

さらに、一九八〇年代以降胎児の成育を非侵襲的に観察する技術が急速度で進歩し、一九九〇年代からは新生児の脳機能を観察する技術も開発され、疾患・障碍を越えて胎児期から乳幼児期へ至る生育の過程を系統的・計量的・動的に観察することが可能となった。これらの条件が揃ったことは、乳幼児精神医学・心理学という新しい領域を成立させる上で援軍となった。

国際的には、一九八〇年にポルトガルで第一回乳幼児精神医学会（WAIPAD）が開催され、続いて、学際領域として乳幼児の発達支援に関して実践的に行動する乳幼児精神保健学会（WAIMH）が活動を開始した。前者が医学理論的な研究に重点を置き、後者がソーシャルワーカーなど地域医療実践的活動を重んじる者が中心となったため、いささか対立的な構図の並存状態が続いた。

第二次世界大戦中はレジスタンス運動に身を挺していたフランスのレボヴィシが、戦中の経験を活かし両者の間に立って粘り強い交渉を続け、一九九二年に両者はWAIMHという名称の下に統合を果たし、一団体として隔年に世界大会を各地で開催するようになった（清水他、二〇〇一　清水、二〇一四a）。二〇〇八年八月二～四日に第一一回のWAIMH世界大会が横浜市で開催された（渡辺久子大会長）。

国内では、周産期医療、とりわけ低出生体重児の医療に携わる心理技術者・助産師・看護師を中心に乳幼児医学心理学研究会が組織された。数年後に学会として組織を固め、現在は年一回の大会を開催し、機関誌を刊行している。

児童精神医学の上方への年齢拡大は、いささか判然としないところがある。心理学領域では、一九〇四年にG・S・ホールが「青年期」という大著（上下巻で、計八七三頁）を刊行したことが青年期論の嚆矢とされている。医学・医療分野では、一八九八年のヴィレや一九一四年のパッペンハイムらの教科書が標題に「思春期」という表現を用いて刊行されているものの、書物を入手できなかったため、内容は定かでない。先述トラマーの教科書には副題として「思春期・青年期（Pubertät und Adoleszenz）を含む」と表現され、水準はともかく、一〇代精神病理への言及がある。二〇世紀の初めには、思春期精神病（ツィーエン）と題する書物が刊行され、学童期から続いているものの その枠に収まりきれぬ課題が採り上げられるようになっている。そこでは、精神病の他に性衝動や非行関連の問題が多く論じられている。

国内では、医療的には一九六五年七月六日、大阪大学付属病院精神科で思春期外来が開設されたことに端を発すると考えて宜しかろう（清水、一九七四）。その前にもさまざまな単発の動きはあり、一九七八年に刊行された総説にその詳細が整理されている（清水、一九七八）。このころ、思春期・青年期に関する研究集会がいくつか催されていた（辻、一九六九、清水、一九八〇）。この領域に関する専門書も相次いで刊行されていた（辻、一九七二、笠原他、一九七六、笠原、一九八一、清水、一九八一、一九九〇、青木、一九九四、青木他、一九九五、青木、一九九六）。一九八一年、日本児童精神医学会は「青年」という文字をその名称へ加えることになった。その他、思春期青年期精神医学会や青年期精神療法学会などが組織され、現在に続いている。

一九九〇年代から、「若者の社会的ひきこもり」（斎藤、一九九八）が精神医学的問題から社会問題へと拡大し始め、やがて海外でも話題となり、国際会議（二〇一六年一月、ミラノ市）も開催されるようになった。対象が次第に高年齢化して五〇代のひきこもり者が現実の問題となるに至って、これを青年期の問題とは扱い難く（青年期心性の課題を積み残している事例が少なくないとしても）、青年期と名付けられた発達段階の年齢的枠組みは上限の境が不鮮明になってきている。

しかし、急速な心身の成育が進む結果として、一〇代前半を中心とする年代（puberty）に心理的不調・失調が多発することは今も昔も変わりがない。これは当世では児童精神医学の中へ包摂しておいて宜しかろう。現実に、診療現場においては義務教育年齢、すなわち中学校卒業時までを治療対象として区切っている児童精神科が多い。

年齢区分に関連して、発達段階の区分についても一言触れておきたい。

子どもの発達段階（やがて、生涯発達に拡大するのであるが）に関しては、E・H・エリクソンによって描かれた漸成図が日本では重用されている。これと似たような、心身相関において人間の育ちを論じている識者が、エリクソンより六〇〇年ほど前の日本に居たことはあまり知られていない。『風姿花傳』（世阿彌、一四〇〇ころ）である。同書に、人の生涯発達が定式化して述べられている。能楽師の家庭に生まれ育った子どもに限定された話ではあるにせよ、エリクソンから遡ること六世紀の時代に、年齢相応の成育課題と養育者の配慮すべき点が記されていたことに驚く（世阿彌、一四〇〇年ころ）。

敗戦後、一九五二年に鷲見たえ子、そして一九五四年に黒丸正四郎が、幼児自閉症の一例を日本精神神経学会で報告した。続いて一九五七年十月六―七日に比叡山で開催された秋季精神病理懇話会で自閉症と考えられる児童事例（近江学園入所児二名）が供覧されて熱い討論が交わされ、このころから戦後の時代が始まった。それ以降は、本学会の公式記録（日本児童青年精神医学会、二〇〇九）に委ねる。

九　本邦における児童精神医学・医療の今後

いま、子どもの精神科医療・医学には大きな時代変化の岐路が差し迫っている。今後に向けて、すでに退場した世代から歴史記述者の当為して、管見略言しておきたい。

二一世紀初頭、理由はともかく児童精神医学が日本ではブームという状況に陥った。厳しい生育状況に置かれていた子どもたち（発達障碍児や被虐待児など）に突然関心が向けられたことに、従前からその領域に関与していた臨床家たちは喜びの前に幻惑・困惑を感じてしまった。しかし本稿は、その紛乱や当惑を論じる場ではない。時流の結果として人数は増加してきた次世代の児童精神科臨床家へ、願うことが二つある。何れも、成人向けに働いている精神科医へ伝達してもらいたいことである。これは、数年来、杉山が強調しているところである（杉山、二〇一二）。

一つは、《発達》という視点を根付かせる努力を期待したい。《治癒》する、ということが発達障碍にはない。従って生涯に亙って持ち続ける課題を担っている。児童精神科医療を離れた後も、終生通じて、それぞれの時点における社会発達度と日常生活適応水準を査定して治療的配慮を行う視点と行動を、成人向け精神科医が維持し続けるよう努力してもらわねばならない。

第二は、虐待等で負った幼児期の深い心傷（複雑性ＰＴＳＤなどとも呼ばれる）は終生背負い続けている危険性がある。成人患者の場合でもそのことを忘れることなきよう、伝え続けねばならない。

別の視点から、いま一つ述べておきたいことがある。半世紀余り前、精神病理学研究の場を求めて筆者は出身大学の精神科へ入局した。そこは生物学的精神医学の研究者に囲繞《いにょう》されている場であった。そのような環境に置かれても自らの研究に煩《わずら》いはなかった。しかし、研究に上司・同僚の理解を得ることでは苦労した。そのころ師より教えられて、新カント派に属する（ドイツ西南学派の祖）W・ヴィンデルバント（一八四八－一九一五）の考えに触れた。

この人は、産業革命に続く自然科学優勢の時代（というよりも、近代に入って《神という存在は絶対的な価値の源》であるという信念が崩れてきた時代）にあって、自らの学問をどのように位置づければよいか模索した。そのような煩悶の結果、学問には法則定立学（Nomothetik）と個性記述学（Ideographik）の二つの方向があると整理した（ヴィンデルバント、二〇一六）。

前者、すなわち観察された事象の中から常に同一の形式や法則を見出してゆく方途、その先に自然科学の求めている道がある。後者、すなわち歴史的に一回性のものである個別事象を個々に記述してゆく道があって、これを彼は歴史科学と名付けた（後継者であるH・J・リッカートは、文化科学と表現している）。そのことを知り、筆者の求めているのは医学における歴史（ないし、文化）科学の道筋にあると自らに納得させた。

一九世紀後半のドイツ哲学に触れたくなったのは何故か。児童精神医学の分野でもEBMと称して（元祖アーチーボルド・コクランの想いとは乖離して）数値ばかりを根拠・基準として医学の正当性を語ろうと強請する時流が日本に押し寄せている。個々人の好みとしてそのような道を辿ることは差支えない。

しかし子ども臨床にかかわる者（医師には限らない）は、子どものこころと育ちに添い続けることで生業を成り立たせている。そこには数値で固定される如き法則は定立しない。一人ひとり、子どもの育ち（そして病）はみな異なる。定型化・計量化すればするほど、一人ひとりの子どもの現存は背景化してゆく。小型のアンドロイドではなくて、血の通い前頭前野が目まぐるしく活動している生身の子どもと、臨床家は（ideographischに）日々対時している。

蓋然的法則性を求めるのはよい。しかし法則のみで心が判ったと判断されたのでは、子どもは堪らない。そのことを、二一世紀の初めに改めて思い出しておきたい。

上述のような二項対比的理解は古来多用されてきた。Ｋ・ヤスパースは身体的基盤を把握できない精神医学において、精神医学から哲学へ身を移しつつあった一九一三年時点で、了解（Verstehen）対説明ないし解釈（Erklären）という捉え方で対象を納得しようとした。これを基点として児童精神科臨床の現在をいささか戯画化して描出すれば、感入・共感（振）・想見対ＤＳＭ・客観視・数値化、ということにでもなるのであろうか。

そのように捉え直した上で、基本資質として子ども臨床家に求められ続けていること（要件）は何か。大胆に略言してしまえば、「惻隠」と「温籍」の情念に集約される、と筆者は考える。当世流の表現に訳してしまうと、そういった資質を持たぬ若人までが「そんなことは当たり前」と呟くのではないかという惧れを強く抱いてしまう。ここは敢えて漢文表記のまま語っておく。

漢字離れが進み、片仮名語が氾濫している。「漢字語の訓練を失ったひらがな語の放埒《ほうらつ》は、世界大では少々おかしな文化を生む」（石川九楊）といった警告が繰り返し語られる時代に、われわれは生きていることを顧みよう。

注記——永い歴史の記述であるため、現在では認められない表現や訳語を一部使用している。

文献

Aichhorn, A（1925）Verwahrloste Jugend. Internationaler Psychoanalytischer Verlag, Leibzig.
青木省三（一九九四）『青年期精神科臨床の実際』新興医学出版社
青木省三、清水將之（編）（一九九五）『青年期の精神医学』金剛出版
青木省三（一九九六）『思春期、こころのいる場所』岩波書店（二〇一六年、日本評論社より覆刻）
Ariès, P.（1960）L'enfant et la vie familiale sous l'ancien regime.（杉山光信、杉山恵美子訳（一九八〇）『〈子供〉の誕生——アンシャンレジーム期の子供と家族生活』みすず書房、一九八〇）
Asperger, H（1944）Die autistischen Psychopathen im Kindesalter. Archiv Psychiatrie Nervenheilkunde, 117; 76-136.
Beers, CW（1907）A Mind That Found Itself, An Autobiography. Longmans, N.Y.

Benjamin, E., Hanselmann, H., Isserlin, M., et al. （1938） Lehrbuch der Psychopathologie des Kindesalters für Ärzte und Erzieher. Rotapfel, Erlenbach-Zürich.

Benoit, G et Klein, JP (2000) La psychiatrie de l'enfant—historique et caractéristique, Que Sais Je? （ブノワ、クラン著、二〇一三年、阿部惠一郎訳『児童精神医学——歴史と特徴』白水社）

Cimbal, W. （1927） Die Neurosen des Kindesalters. Urban & Schwarzenberg, Berlin.

Clark, MA （1936） Directory of Psychiatric Clinics in the United States 1936. Mental Hygiene, 20; 66-129.

Cohen, DW （1941） Recent and future status of the New York State Department of Mental Hygiene's Child Guidance Clinic Program. Psychiatric Quartery, 310-317.

Crutcher, R （1943） Child Psychiatry—A history of its development. Psychiatry, 6; 191-201.

Daute, KH und Lobert, W （1987） Hermann Emminghaus—100 Jahre Psychopathologie des Kindes-und Jugendpsychiater. Psychiatrie Neurologie Med. Psychologie, Leibzig. 39; 682-685.

Duché, D-J （1990） Histoire de la psychiatrie de l'enfant. PUF. （デュシェ、藤元登四郎訳『小児精神医学の歴史』そうろん社、二〇〇五）

Emminghaus, H （1887） Die psychischen Störungen im Kindesalter. Laupp, Tübingen.

http//de.wikipedia.org/wiki/Hermann_Emminghaus

フレーベル『フレーベル自伝』（長田新訳）、岩波文庫、一九四九

Gerhard UJ und Blanz B （2003） Hermann Emminghaus （1845-1904） —Anmerkungen zum Titelbild. Nervenarzt, 74; 91-93.

Hall, GS （1904） On adolescence—Its Psychology （2 vols.）, Appleton, N.Y.

ハラリ、JN （2011） Sapiens—A Brief History of Humankind （柴田裕之訳『サピエンス全史』河出書房新社、二〇一六）

Harms, E （1962） At the cradle of child psychiatry. Amer. J. Orthopsyachiatry, 30; 186-190.

Hoche, A （1924） Hermann Emminghaus. In: Kirchhoff, Th （hrsg.）, Deutsche Irrenärzte. J. Springer, S.231-233.

Homburger, A （1926） Vorlesungen über Psychopathologie des Kindesalters. J. Springer, Berlin.

本城秀次、伊藤則博（司会）（二〇〇二） 教育に関する委員会セミナー「乳幼児の精神保健をめぐって」、児童青年精神医学とその近接領域、四三巻一八二-二〇一、二〇〇二

堀要一九四三）「名古屋帝國大學醫學部児童相談室来訪児童の集計的観察（其の1）」名古屋醫學會雑誌、五八巻二七七-二八三頁、一九四三

堀要（一九六六）『こどもの神経症』金原出版

堀要（一九六七）「児童精神医学の動向」精神神経学雑誌、六九巻八七九-八九二頁

堀要（一九七九）「これからの児童精神医学」児童精神医学とその近接領域、二〇巻一-二〇頁

堀要（一九八〇）「わたくしの児童精神医学事始」児童精神医学とその近接領域、二一巻二四八-二六五頁.

細井勇『石井十次と岡山孤児院——近代日本と慈善事業』ミネルヴァ書房、二〇〇九

生田孝、松田真理子（二〇一三）「「もじゃもじゃペーター」の作者である精神科医ハインリッヒ・ホフマンについて」精神医学史研究、一七巻、六一-七三頁.

Ireland, WW (1898) The mental affections of children, idiocy, imbecility and insanity. Churchill, London.

石川九楊『〈花〉の構造——日本文化の基層』ミネルヴァ書房、二〇一六

糸賀一雄（一九六五）この子らを世の光に（二〇〇三年、平凡社ライブラリーで復刻）.

神戸文哉（一八七六）『精神病約説（H. Mausley の書物の邦訳）』全三巻

Kanner, L (1931) Supplying the psychiatric needs of a pediatric clinic. Amer. J. Orthopsychiatry, 2; 400-410.

Kanner, L (1935) Child Psychiatry. CC Thomas, Springfield.

Kanner, L (1944) The origins and growth of child psychiatry. Amer. J. Psychiatry, 100; 139-143.

Kanner, L (1955) August Homburger: Pioneer in child psychiatry. Amer J Psychiatry, 112; 146-148.

Kanner, L (1960) Child psychiatry—Retrospect and prospect. Amer. J. Psychiatry, 117; 15-23.

笠原嘉・清水將之・伊藤克彦編（一九七六）『青年の精神病理第一巻』弘文堂

笠原嘉（一九八一）「青年期精神医学の現況と展望」臨床精神医学、九巻九八一-九九一頁

河合洋司会（一九九一）シンポジウム「乳幼児精神医学の展開に向かって」児童青年精神医学とその近接領域、三三巻一一一-四四頁

川北典子（二〇〇三）「「治療教育」における児童の福祉と文化——三田谷啓の仕事」平安女学院大学研究年報、四巻二一-二九頁

Klosinski, G (1988) Psychotherapeutische Zugänge zum Kind und zum Jugendlichen. H.Huber, Bern.

久保猪之吉（一九一六）「訓蒙圖彙（上）」児童研究、一九巻三六四-三六五頁、「同（下）」二〇巻一九-二一頁

黒丸正四郎　子供の精神医学．創元社新書．一九七五年．

黒丸正四郎、島田照三（一九七八）「歴史と現況」精神医学大系『児童精神医学I』三-一九頁、中山書店

京都市教育委員会・京都市学校歴史博物館（二〇〇六）『今日と学校物語』京都通信社

Lowrey, LG (1944) Psychiatry for children. Amer. J. Psychiatry. 101; 375-388.

牧田清志「カナー先生を悼む」（一九八一）児童青年精神医学とその近接領域、二二巻一六四-一六七頁

Meyer, JE (1985) Abschiedvorlesung,”Psychiatrie im XX Jahrhundert—ein Rückblick（馬場謙一訳（一九八六）「二十世紀の精神医学——一つの回顧」精神医学、二八巻二四四-二五八頁

Montaigne, M. de: Essais（荒木昭太郎訳（一九六七）『モンテーニュ　エセー』中央公論社）

村松常雄（一九八〇）「わが国における本学会創立以前の前駆的な事績と課題」児童精神医学とその近接領域、二一巻六九–七三頁

日本児童青年精神医学会編（二〇〇九）学会発足50周年記念特集号

Nissen, G (1986) Hermann Emminghaus. Zschr Kinder-Jugendpsychiatrie, 14; 81-87.

Oehme,J (1990) Hermann Emminghaus (1845-1904) .Kinderkrankenschwester, 9; 54-55.

Pinker, S. (2002) The Blank Slate.（山下篤子訳、二〇〇四、『人間の本性を考える――心は空白の石板か』ＮＨＫ出版）

Remschmidt, H (1998) Tradition und Entwicklung in der Kinder-und Jugendpsychiatrie. Zschr. Kinder-Jugendpsychiatrie, 26; 34-42.

Rock, J (1693) Some thought concerning education. ロック著（一九六七）、服部知文訳『教育に関する考察』岩波文庫

Rousseau、JJ (1762) Émile ou de l'Éducation（ルソー著（一九六四）今野一雄訳『エミール全三巻』岩波文庫

斎藤環『社会的ひきこもり』ＰＨＰ新書、一九九八

三田谷啓（一九三七）「我國ニ何故治療教育事業興ラザルカ」精神神經學雜誌、四一巻五三九–五四二頁

Schmitz, HA (1938) Der erste internationale Kongreß für Kinderpsychiatrie, Paris 1937. Nervenarzt, 11; 472-474.

Schröder, P (1937) Kinderpsychiatrie. Mschr. Psychiatrie Neurologie, 99; 269-293.

Shattuck, The Forbidden Experiment. シャタック著（一九八二）生月雅子訳「新訳アヴェロンの野生児――禁じられた実験」家政教育社

清水將之、北村陽英、西口俊樹、他（一九七四）「思春期精神科外来診療上の問題点」精神医学、一六巻四二五–四三一頁

清水將之（一九七八）「青春期の精神医学的問題」現代精神医学大系第七巻Ｂ、中山書店、一三三–二〇六頁

清水將之司会（一九八〇）シンポジウム「思春期精神医学の現状と課題」、臨床精神医学、九巻五五七–五九〇頁

清水將之編（一九八一）『青年期の精神科臨床』金剛出版

清水將之（一九八八）「ベルン大学児童青年精神医学講座開設50周年記念シンポジウム」精神医学、三〇巻六五九–六六〇頁

清水將之（一九九〇）『青年期と現代』弘文堂

清水將之、杉山登志郎（一九九六）「日本における児童精神医学の歴史――黒丸正四郎先生に聞く」こころの臨床ア・ラ・カルト、十五巻一一八–一二八頁

清水將之、渡辺久子、橋本洋子、他（二〇〇二）『赤ちゃんのこころ――乳幼児精神医学の誕生』星和書店

清水將之（二〇〇二）「二一世紀の子どもへ」児童青年精神医学とその近接領域、四二巻八五–一〇三頁

清水將之（二〇一〇）「子どもの精神保健史年表」清水將之「子どもの精神医学ハンドブック」、二三八–二七八頁、日本評論社

清水將之（二〇一四ａ）『子どものメンタルヘルス事典』日本評論社

清水將之（二〇一四ｂ）「日本人と子ども観．子どもの虹情報研修センター紀要」十二号四二–五三頁

Stiglitz, JE, The Euro. WW, Norton　峯村利哉訳（二〇一六）『ユーロから始まる世界経済の大崩壊』徳間書店）
Strohmeyer, W (1923) Die Psychopathologie des Kindesalters. F. Bergmann, München.
Stutte, H (1974) Zur Geschichte des Terminus «Kinderpsychiatrie». Zschr. Kinderpsychiatrie. 41; 209-215.
杉山登志郎（二〇一一）『発達障害のいま』講談社現代新書
高木隆郎（二〇〇一）「私の児童精神医学――学会の設立にかかわって」児童青年精神医学とその近接領域、四二巻三六三-三八〇頁
高砂美樹（二〇〇六）「ハインリッヒ・ホフマンと多動児――注意欠陥多動性障害小史」東京国際大学紀要、四巻七-一五頁
滝乃川学園（監修）（二〇一一）「滝乃川学園百二十年史」全二巻、大空社
Tett, G (2015) The Silo Effect The Peril of Expertise and the Promise of Breaking Down, Simon & Shuzster（テット著、土方奈美訳（二〇一六）『サイロエフェクト』文藝春秋
Tramer, M. (1933) Kinderpsychiatrie. Schweiz. Arch. Nerurologie Psychiatrie, 32; 139-153.
Tramer, M (1942) Lehrbuch der allgemeinen Kinderpsychiatrie. Schwabe, Basel.
Tramer, M (1960) Zur Entwicklung der Kinderpsychiatrie. Zschr. Kinderpsychiatrie, 27: 238-251.
辻悟・司会（一九六九）シンポジウム「思春期心性とその病理」児童精神医学とその近接領域、十巻一三一-一五九頁
辻悟・編（一九七二）『思春期精神医学』金原出版
v. Krevelin, DA (1963) Zur Entwicklungsgeschichte der Kinderpsychiatrie. Schweiz. Med. Wschr. 93; 410-412.
若林慎一郎（一九九六）「児童精神医学史における堀要の位置」こころの臨床ア・ラ・カルト、十五巻一三八-一四〇頁
若林慎一郎、石井高明、富田順、他（二〇〇八）「児童精神科臨床余話――堀要先生語録」児童青年精神医学とその近接領域、四九巻五五-六二頁
若林慎一郎（二〇〇八）「わが国の児童精神科臨床における堀要教授の偉大なる足跡」児童青年精神医学とその近接領域、四九巻六三-六九頁
若林慎一郎（二〇一五）「〝先達〟とは」児童青年精神医学とその近接領域、五六巻三六六-三七二頁
渡辺京二（一九九八）「逝きし日の面影」平凡社ライブラリー
Windelband, W (1894) Geschichte und Naturwissenschaft.（W・ヴィンデルバント著、篠田英雄訳一九二九、復刊二〇一六『歴史と自然科学』岩波文庫）
横田賢一（二〇〇二）『岡山孤児院物語――石井十次の足跡』山陽新聞社
吉田久一（一九九三）『改訂版 日本貧困史』川島書店
吉益脩夫、村松常雄（一九四〇）「東京帝國大學醫學部脳研究室児童研究部に於ける異常児童五〇〇例に就きての精神醫學的研究（第一回報告）」精神神經學雜誌、四四巻四八五-五〇一頁

吉見香（二〇一二）「戦前の日本の児童虐待に関する研究と論点」教育福祉研究、十八巻五三-六四頁
世阿彌（一四〇〇ころ）『風姿花伝』岩波文庫
Ziehen, T (1915 & 17) Geisteskrankheiten im Kindesalter einschliesslich des Schwachsinns und der psychopathischen Konstitutionen (2Bde.), Reuther, Berlin.
Ziehen, Th. (1926) Die Geisteskrankheiten einschliesslich des Schwachsinns und der Psychopathischen Konstitutionen im Kindesalter. Reuther, Berlin.

第五章　子ども観と文化の移り行き

はじめに

オイディプス王、ロムルスとレムス兄弟など、ギリシャやローマの文化では捨て子から支配者へのし上がったという神話が沢山あります。今のカテゴリーで表現すれば、子ども虐待の典型例とされましょう。最近の本邦メディアが報じるところでは、この国では子ども虐待が年を追って急増していることになっています。だけど、数千年の時間枠で括ってみれば、子ども虐待は激減している、と表現もできるのです。

子どもという存在が世間でどのように見られ、扱われてきたのか、この問題は文化の歴史がどのように変遷してきたのかという尺度に沿って点検し直す必要があると考えられます。

フランスの歴史学者フィリップ・アリエスは、「子どもという存在は、一八世紀に発見された」のであって、それまでは小さな大人と見られていた、と語り、大きな注目を集めました（アリエス『子供の誕生』みすず書房、一九八〇）彼は、膨大な古文書や絵画作品を検討して、そのような結論を導き出しました。

絵画鑑賞は私にとって趣味の一つ。この書物に出会って以降、美術館へ行けばかならず、子どもの描かれている作品を探す習癖が身についてしまいました。絵葉書やカタログを求めてきて、ある機会にそれらを年代順に並べてみました。一七世紀まで、とアリエス説を修整したいのですけれど、それ以前のヨーロッパには子どもらしい顔つきが描出された絵画作品は見出されておりません。

六七歳で医師業を定年とし、時間にかなり余裕ができました。それ以降、日本の子どもはどのように描かれていたのだろうかというところに関心が向かいました。そのころ、国立博物館が「美術の中の子どもたち」という力の入った展覧会を催してくれました（国立東京博物館編「美術の中の子どもたち」国立東京博物館、二〇〇一）。

子どもの顔を表現する方途（描き方）の経年変化が、ヨーロッパと日本とではまるで異なる移ろいをしてきていると知り、息を呑む思いでした。そのところをご一緒に振り返ってみましょう。

一　子どもの描き方、その時代変遷

先ず二〇世紀から順次、時代を遡ってゆくことにします。各作品の所在も書いておきますので、ご旅行なさる際には今日の話を思い出して、ご自身の眼で検証なさってください。

二〇世紀から始めます。

ヨーロッパでは、ピカソの『子羊をつれたポール』（図1、一九二三、ひろしま美術館）を見ましょう。この時代、稀代の画家ピカソはすでにキュービズム時代の最中にいました。だけど、わが子をモデルにしたときは、このように可愛い具象画を描いたのですね。

同じ世紀の日本からは、二〇世紀日本を代表する彫刻家佐藤忠良氏の『二歳』（図2、一九七二、宮城県立美術館）に登場してもらいましょう。可愛い童顔男児が表現されています。

一九世紀のヨーロッパではマネの『笛を吹く少年』（図3、一八六六、ルーヴル美術館）が良く知られています。日本では、横山大観の『無我』（図4、一八九七、足立美術館）と黒田清輝の『洋燈と二児童』（図5、一八九一、ひろしま美術館）を並べておきましょう。『無我』はかつて、六〇円切手の図柄にもなりましたね。歴史遡行では、私どもと

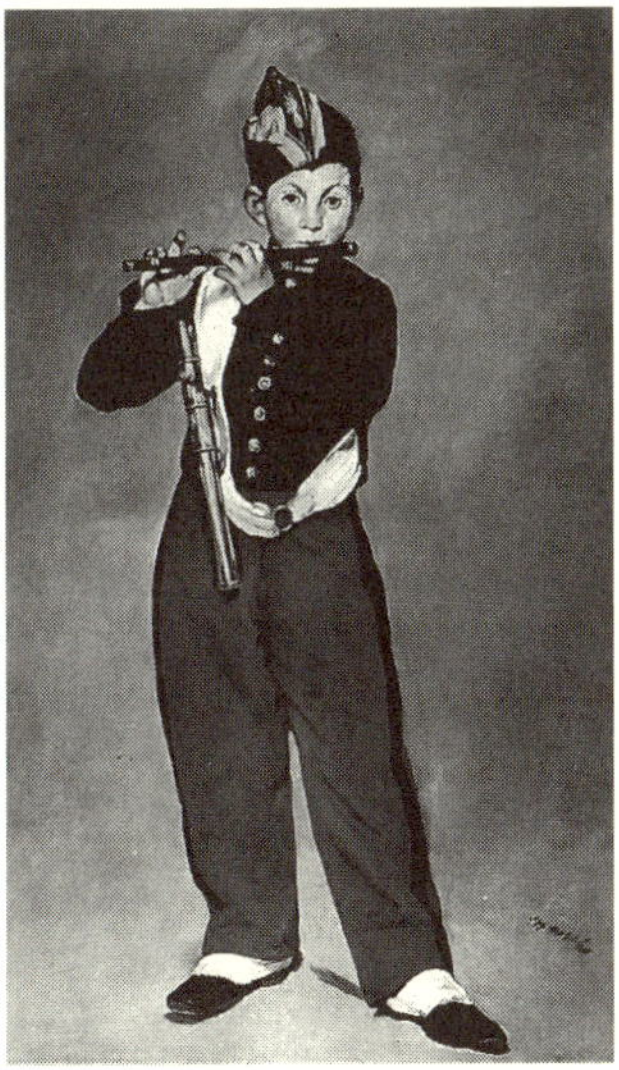

図3　笛を吹く少年

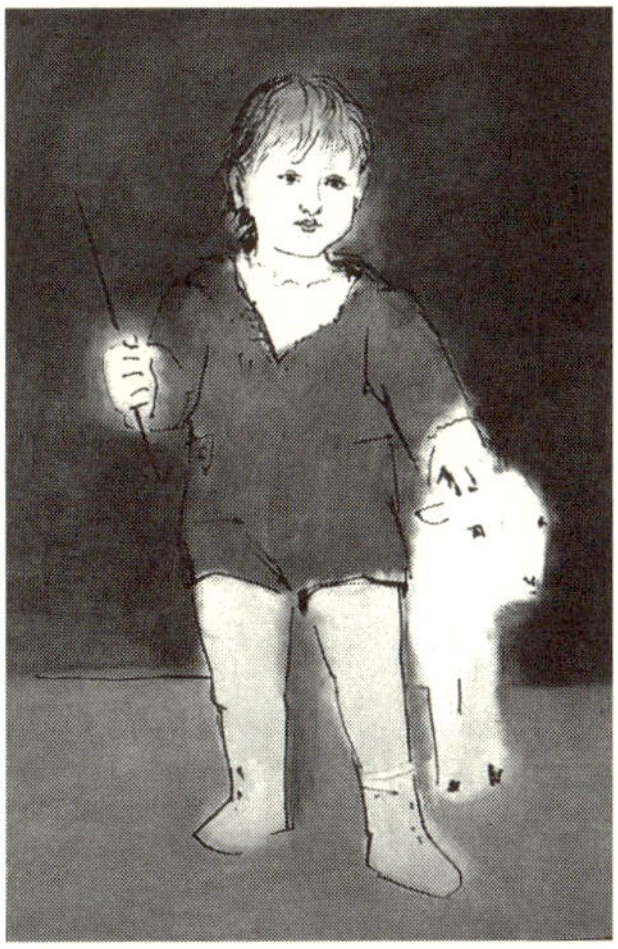

図1　子羊をつれたポール

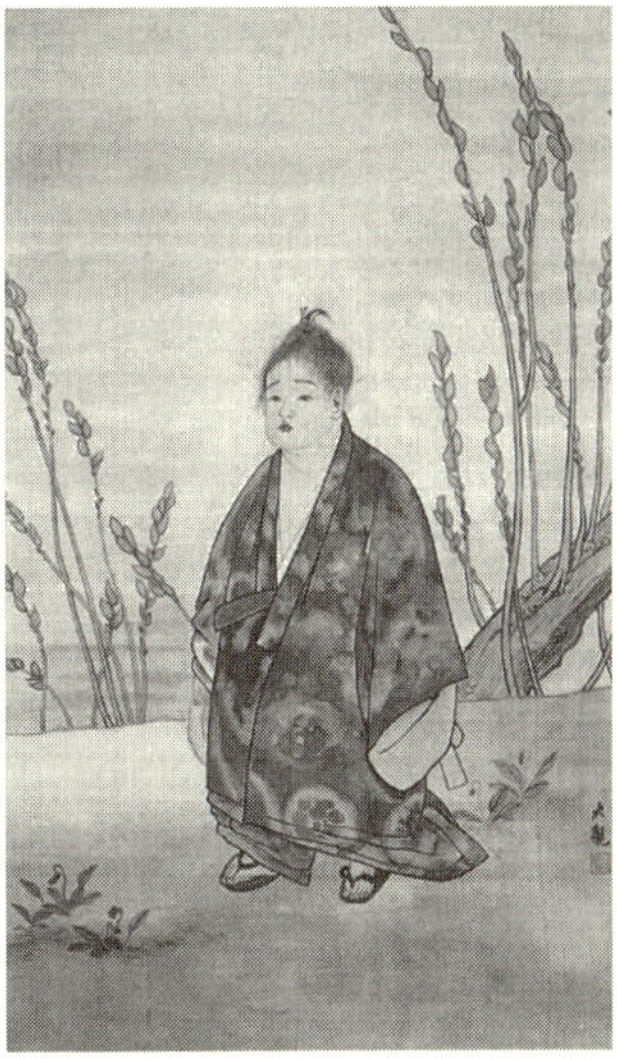

図4　無我

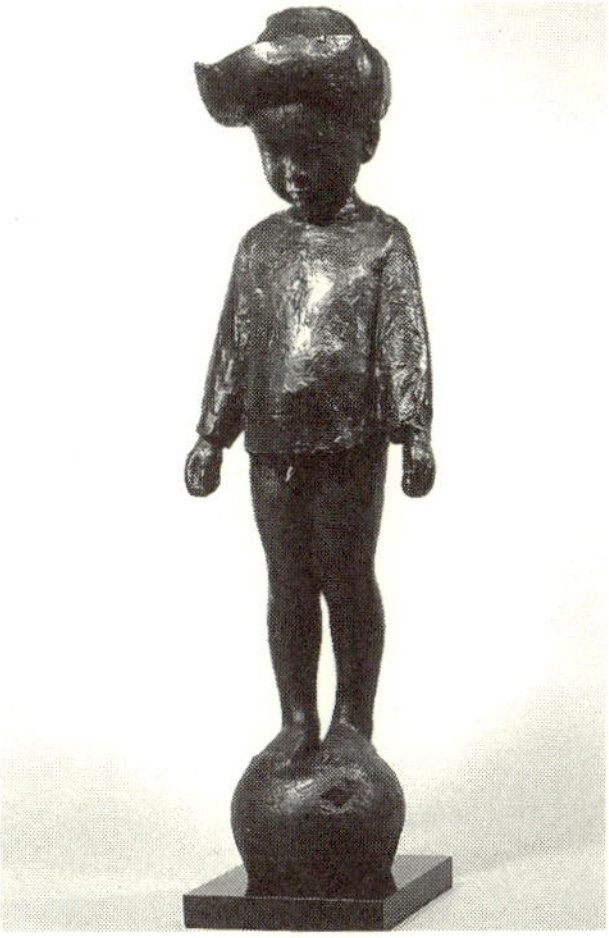

図2　二歳

ほぼ同時代と捉えて宜しいですから、幼顔に託する感覚を私どもも共有できます。

一八世紀に参ります。ジャン・バティスト・グルーズの『甘やかされた子ども』(図6、一七六三、エルミタージュ美術館)をお示ししましょう。どこが「甘やかされている」のでしょうか。食事をしているのに中腰です。服の着こなしがだらりとしています。お母さんの目を逃れてこっそり、食事の一部を犬にやっています。この作品がパリのサロンに出展されたとき、「絵画としては優秀だけれど、主題(画面)が道徳的でない」と非難されたと言われています。当時の価値観というか、絵画の観方はそのようなものであったのでしょうか。

この世紀、日本からは喜多川歌麿の『風流子だから合わせ』(図7、一八世紀ではあるけれど、制作年は不詳、国立東京博物館)に登場してもらっておきましょう。年齢は定かでないけれど、童顔ですね。

一七世紀になるとどうでしょうか。図8は、ヴェラスケスの『マルガリータ王女　五歳の肖像』(図8、一六五六―五七、ウイーン美術史博物館)です。ヴェラスケスは、王侯貴族やその家族を描いて生計を立てていた画家です。あの時代としては肖像写真のようなものですから、とても写実的な技法で表現されています。ひょっとすると、実物よりも可愛く描かれたのかも知れません。

この時代のヨーロッパからもう一枚、P・P・ルーベンスの『眠る二人の子ども』(図9、一六一二―一三ころ、国立西洋美術館)をお示ししましょう。あどけない寝顔がいいですね。王女と庶民の子ども、いずれも子どもらしさが描出されています。

一七世紀の日本では、久住守景の『納涼図』(図10、一七世紀ではあるけれど制作年は詳らかではない、東京国立博物館)があります。子どもの顔をはっきりとお伝えするためにトリミングしてあります。原画(五〇円切手の図柄に採用されたことがあります)では、家の軒先辺りに蚊帳を吊るし、その中に入って親子三人で夕涼みしている情景が見られます。両親の背後にちょこんと座って涼んでいるという、誠になごやかで穏やかな風景ですね。王女の肖像画は貴族階級の絵ですから、同列に比較するのはどうかとも思いますけれど、ルーベンスと久住の作品を並べますと、

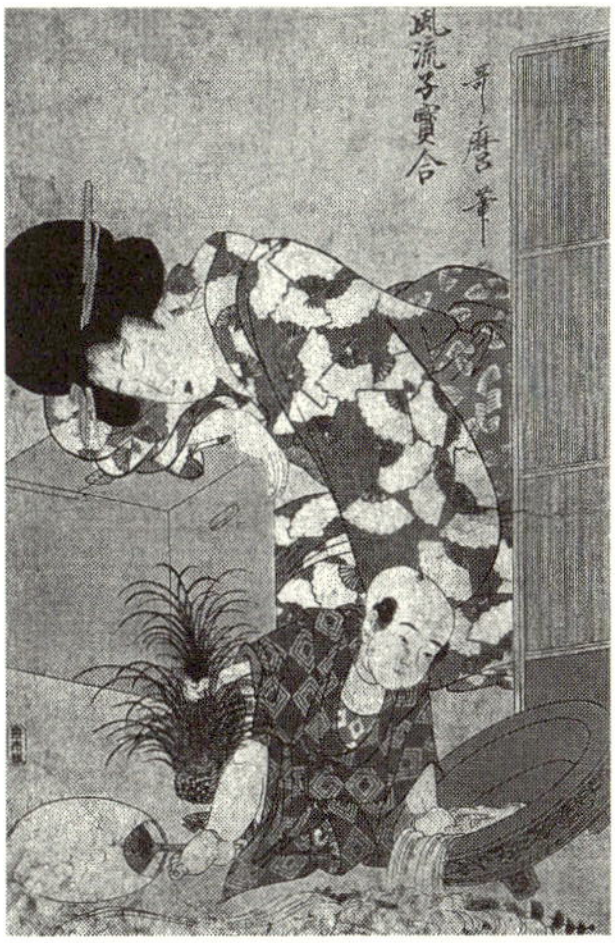

図7　風流子だから合わせ

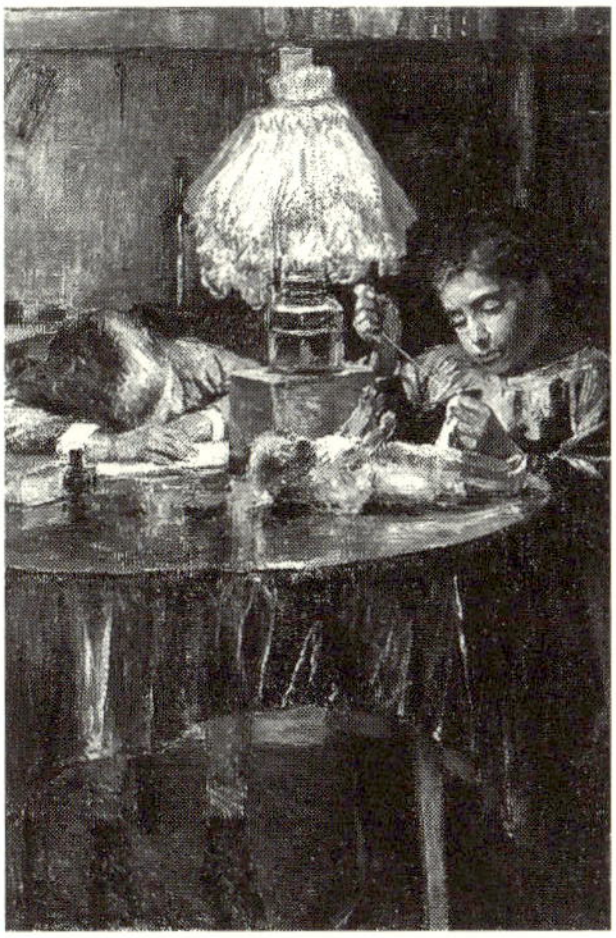

図5　洋燈と二児童

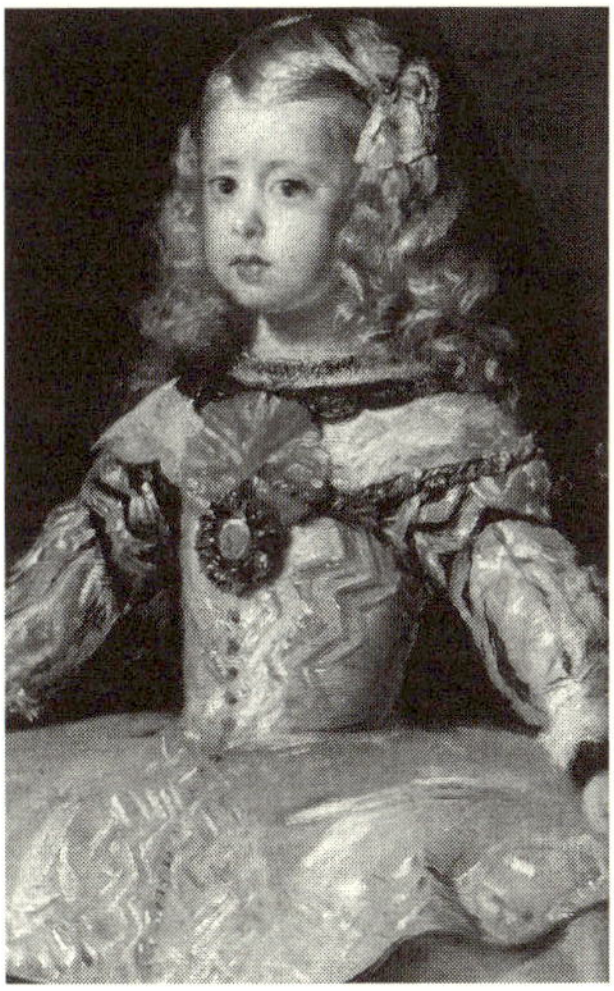

図8　マルガリータ王女
五歳の肖像

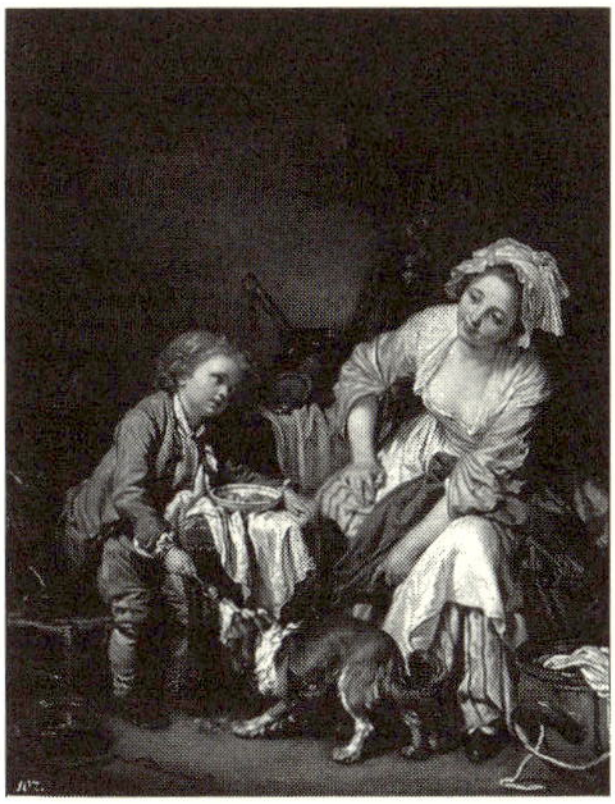

図6　甘やかされた子ども

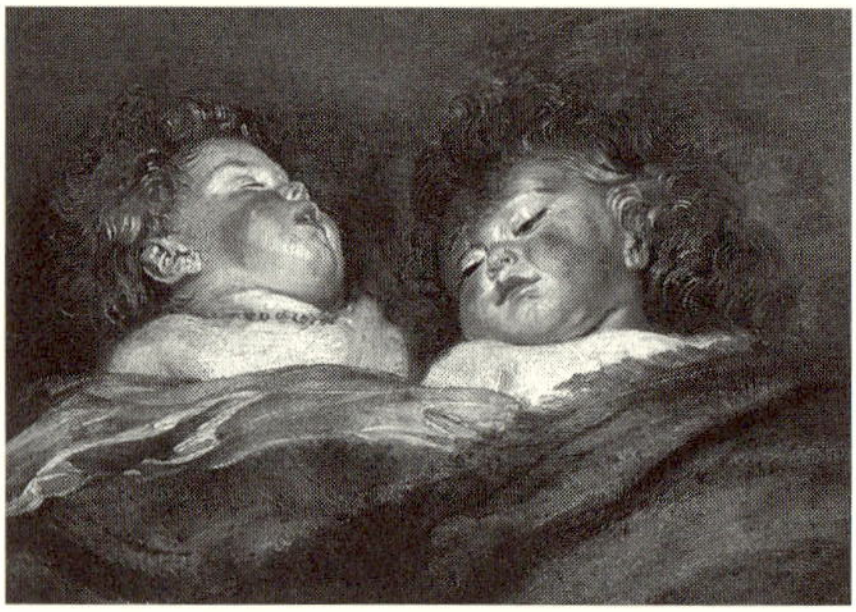

図9　眠る二人の子ども

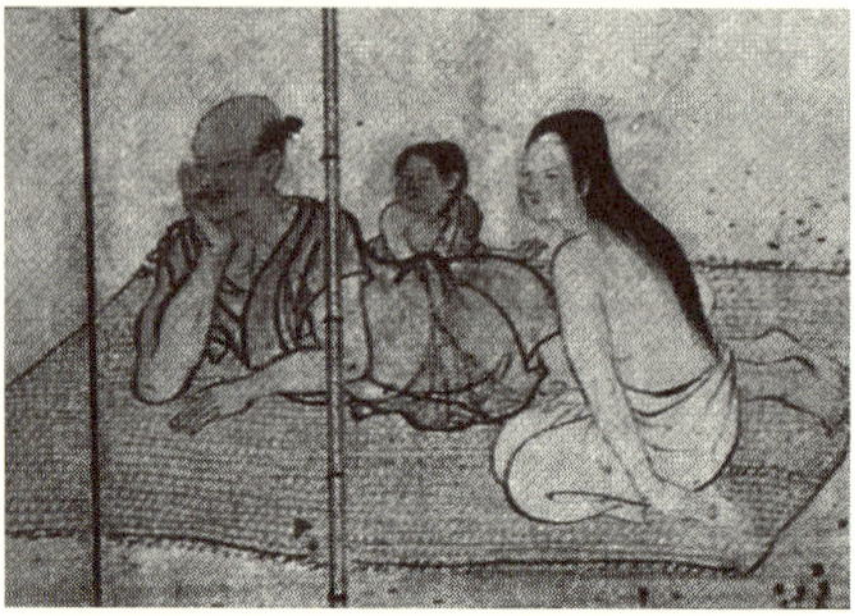

図10　納涼図

一七世紀には子どものあどけなさを見守る画家の眼差しがあったと推量して差し支えないでしょう。

二　一六世紀より遡ると

一六世紀になると、子どもの描かれ方はいささか様相が異なってきます。『子どもの遊び』（図11、一五六〇、ウィーン美術史博物館）というP・ブリューゲルの有名な絵があります。縦一一八cm、横一六一cmの大作です。沢山の子どもがさまざまな遊びを楽しんでいるように見えます。ある美術史学者（森洋子『ブリューゲルの《子供の遊戯》

未來社、一九八九）によりますと、この大きな絵の中には、二五〇人の子ども、九一種類の遊びが描かれているそうです。ブリューゲルが活躍したオランダに二年間滞在して、描かれた時代の庶民生活を丹念に調べ上げた上で論文を執筆しておられますので、相違ないでしょう。

だけど、この書物に掲載されている細部の拡大図を見ますと、あれれ、という気分になります。図12では、女性がお手玉のような遊びをしていることが解ります。だけど左を向いて表情をみせている女性は年齢不詳ですけれど、中年以上と表現するのかどうか、少なくとも、女の子と表現するには無理がありそうです。図13は男性が竹馬で遊んでいます。竹馬は子どもの遊びですけれど、この男性は、髪型と言い表情と言い、中年以上の男性に見えますね。

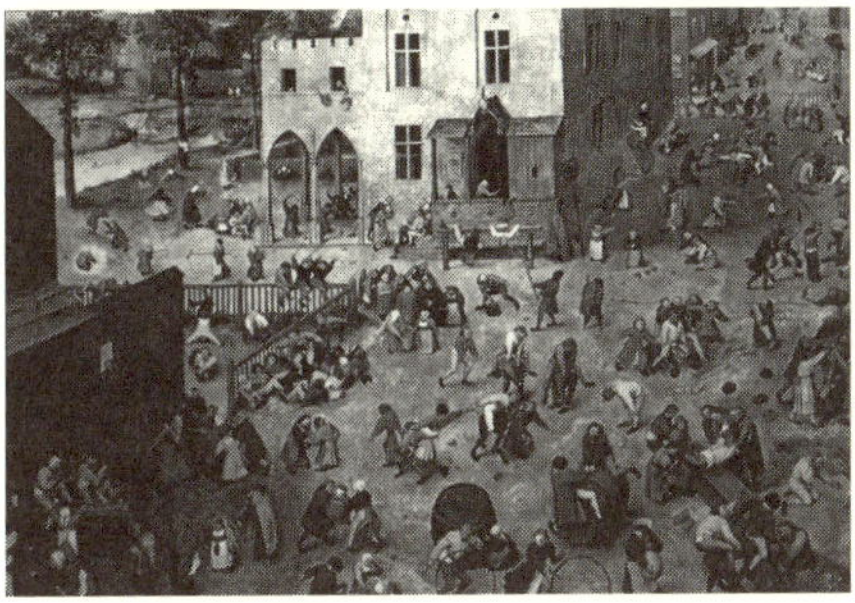

図11　子どもの遊び

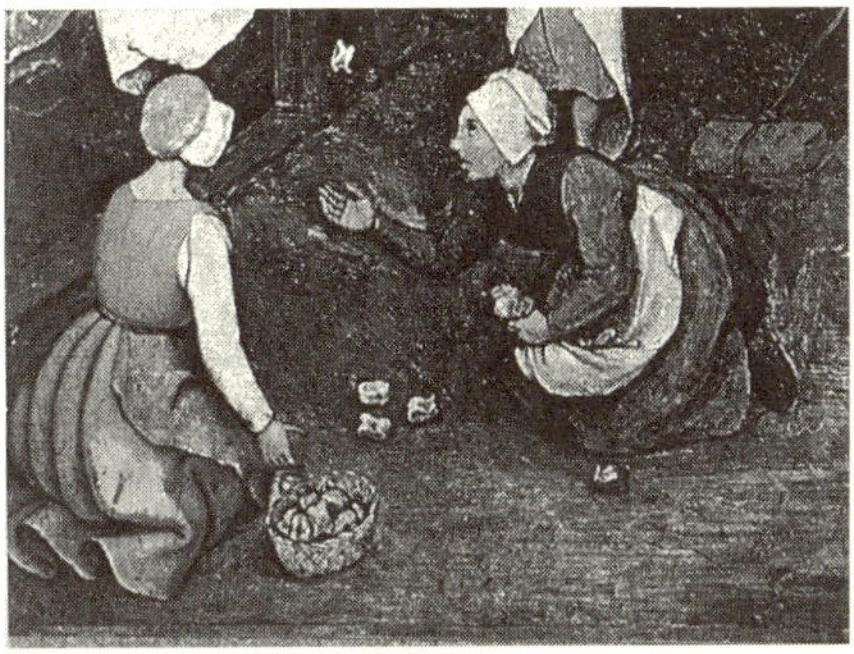

図12

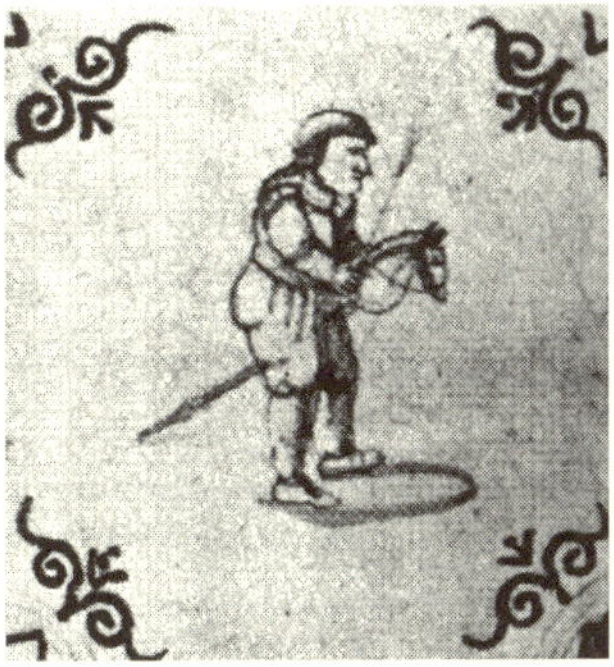

図13

森先生のお考えとは異なるのですけれど、小さな人物像を描くことで子どもと表現し、子どもの表情をしっかりとは観察していなかったと私は考えています。

　子どもの表情ということで、同じくブリューゲルの『学校でのロバ』（図14、一五五七、ベルギー王立図書館）も御覧頂いておきましょう。寓話作品連作の一枚です。画面の上半分には、眼鏡を脇に置いて、ロバは楽譜を眺めています。ロバに音楽を教えても意味がなかろう、学校って何のためにあるのだろう?という寓意が描かれています。中国には、『対牛《たいぎゅう》弾琴《だんきん》』という諺があり、牛に琴を弾いて聞かすのも愚かしいという意味合いと言いますから、このブリューゲルの版画に通じるものがあります。

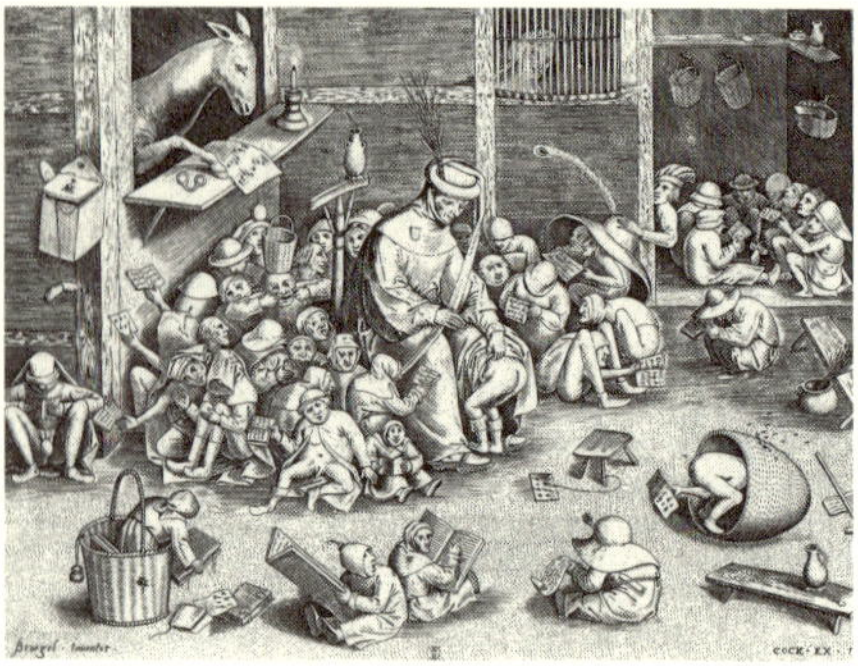

図14　学校でのロバ

　下半分には、大人の教師一人と小さな子どもたちが沢山描かれています。生徒たちは、体型（身長）だけ見れば教師（成人）よりもはるかに小さく描かれています。だけど、表情を一人ひとり眺めますと、すべて大人顔です。

　ブリューゲルは北方ルネサンスとして括られているネーデルランド地方で活躍した大画家で、沢山の優れた作品を遺しています。であるにもかかわらず、子どもの顔なぞまるで観察することなく（大画家自身も、工房職人たちも）仕事をしていたのでありましょうか。誠に不思議なことです。

　同じ世紀の、これまた大画家エル・グレコ（直訳すると、スペイン語でギリシャ人という意味で、本名は不詳。ギリシャから遍歴してきてスペイン南部のトレドに定住し、そこで生涯を終えた人）の『聖アンナのいる聖家族』（図15、一五九〇-九五年ころ、メディナセリ侯爵家財団）をご覧いただきましょう。ブリューゲルを例外として、一六世紀から前の時代の西洋で子どもの顔を探すとなりますと、聖母子など宗教画の中の幼な子イエスばかりです。この作品も左から聖アンナ（マリアの母親）が覗き込み、右上からは父親ヨゼフが見つめるなかで母親（マリア）から授乳されている幼な子イエスです。身長は確かに赤子だけれど、この顔はおじさん風の表情です。マリアがまとっている衣装の触感まで伝わってくる作品であるにもかかわらず、画家はどうしたのでしょうか。

この作品の実物を前にして半刻ばかり、どうしてだろうと考え込みました。するとどうしたことでしょう、この赤子の年齢なんてどうでもいいではないかというような感覚になってゆきました。不思議な経験でした。そこにグレコが大画家である所以が潜んでいるのでしょうか。絵画を見るのは大好きですけれど、描画についてはまったくの素人、これ以上は語ることができません。

一六世紀初頭に一点、例外的と見える作品を見つけました。ベルリン島美術館が所蔵しているラファエロの『聖母子像』（図16）です。一五〇八年ころの作と言われています。ここには、二〜三歳と思しき表情の幼な子イエスが

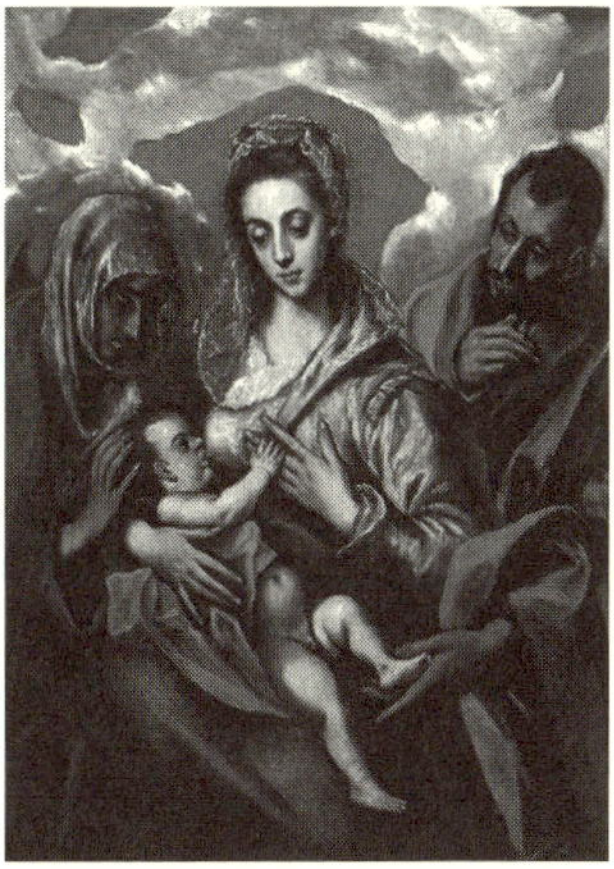

図15　聖アンナのいる聖家族

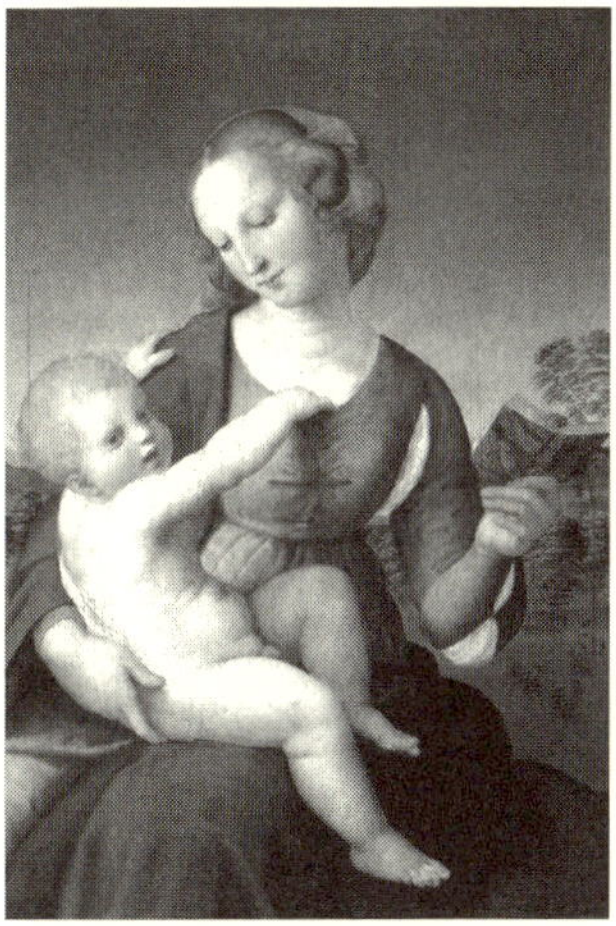

図16　聖母子像

描かれています。あの時代にこの一点だけが、どうして幼な顔を示しているのか、よくはわかりません。いずれ理由や背景を調べてみたいと考えています。

日本の一六世紀作品としては、『十二カ月風俗図』（図17、作者、制作年不詳、山口蓬春美術館）の正月図をご覧いただきましょう。山口蓬春画伯が残したコレクションの一つです。右半分には女の子が羽子板で遊び、左半分では男の子がちゃんばらのような遊びをしています。顔を実物に近づけて見なければよくは判りませんけれど、それぞれ、女の子、男の子（思春期くらい？）らしい表情が描かれています。

一五世紀へ遡行を進めましょう。

ファン・デル・ウエイデンの『聖母子』（図18　一四五四年以降に制作、ヒューストン美術館）をお目にかけます。聖母マリアと幼な子イエスの身長を比較すれば、明らかに幼児のサイズです。だけど、顔は誠、青年〜大人おじさん風です。乳児は頭でっかちなのだけれど、この赤子は成人比率のプロポーションに描かれています。

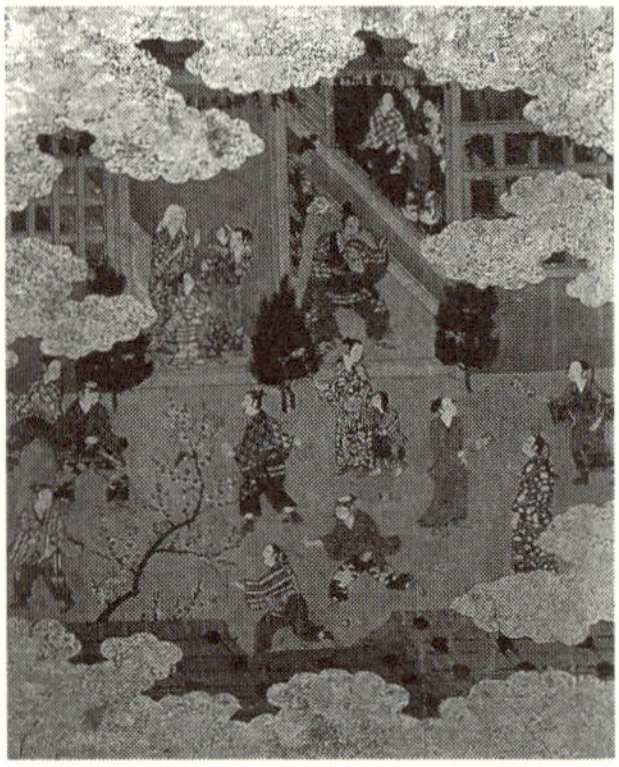

図17　十二カ月風俗図

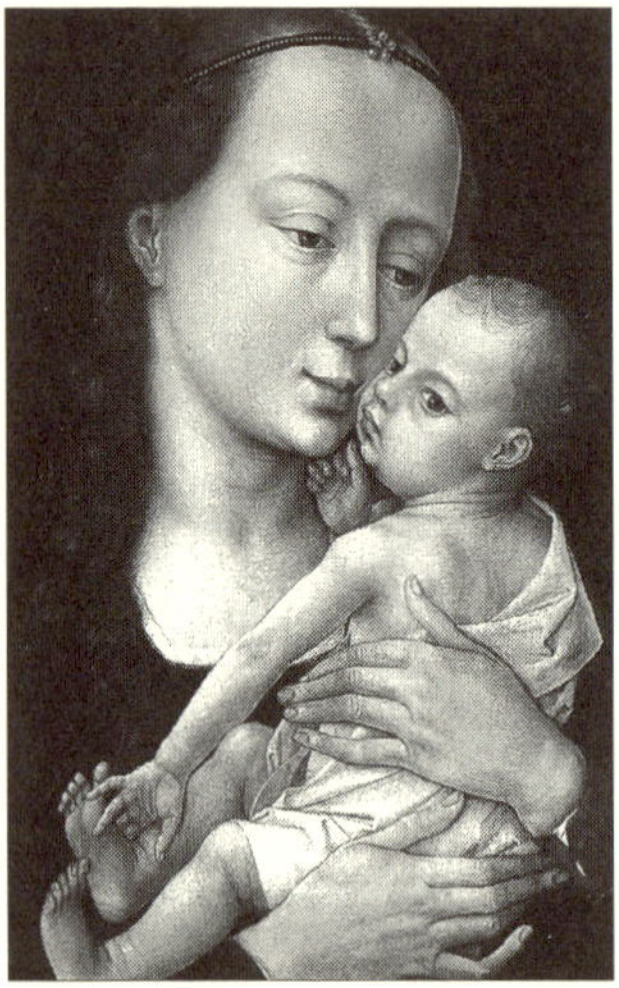

図18　聖母子像

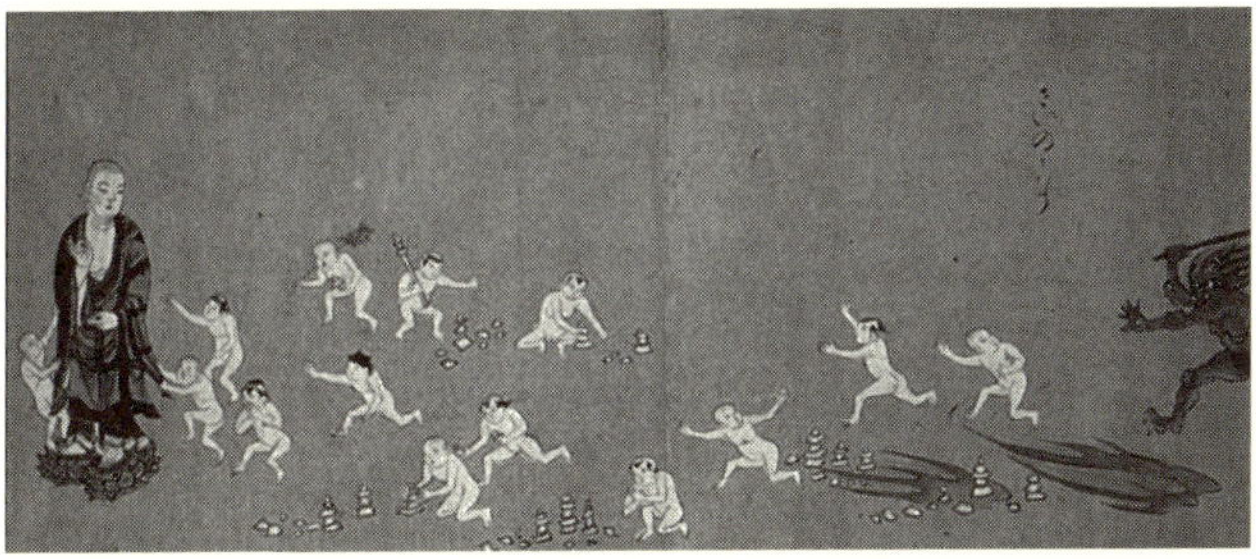

図19　聖母子

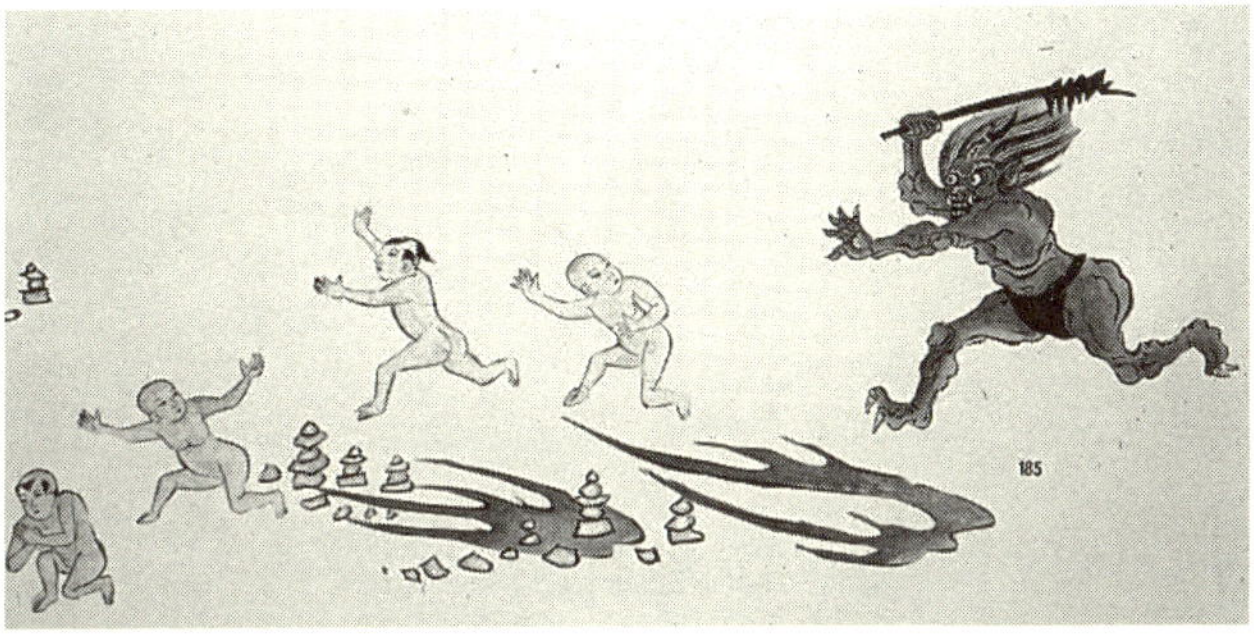

図20　矢田地蔵縁起絵巻

実は、西欧絵画に登場する子どもの顔に不思議さを感じて、どうしてなのかと考える作業を私が始めたのは、ウエイデンのこの作品に出会った日からなのです。

一五世紀の日本では、作者も詳細な制作年も定かではないけれど、『矢田地蔵縁起絵巻』（図19、国立奈良博物館）を選びました。室町時代には絵巻物を創ることが流行していたそうです。

これは、賽の河原で子どもが石を積んでいる。そこへ鬼がやってきて「お前たちを食べてしまうぞ」と襲いかかろうとしている。

子どもたちは「怖いっ」と叫んで、地蔵菩薩のところへ助けを求めて逃げてゆく姿が描かれています。部分を拡大（図20）してみますと、鬼を大人として、子どもたちは小さく描いてあります。年齢は定かではないけれど、欧州絵画の中年面とは異なっており、「子ども」という日本語の範疇に収まる容貌です。子どもたちは、みんな裸形ですね。他にも、地獄絵では年齢を問わずに着衣していない登場人物があの時代には沢山描かれています。この絵巻における子どもの裸形について、室町時代ころまでは、烏帽子束帯以下、衣装で社会階層を表現していたから、子どもは裸形だったのでないかと語る人もいます。でも、同じ時代の絵巻物には単衣ながら簡単な衣装を纏った子どもの絵も残されています（黒田日出男、『〔絵巻〕子どもの登場――中世社会の子ども像』、河出書房新社、一九八九年）。

一四世紀に駒を進めます。ジオットのテンペラ画『聖母子』（図21、一三二〇－二五、ワシントン国立ギャラリー）では、聖母マリアに抱かれている零歳児イエスの顔がまったく成人のように描出されています。ジオットは殺人もしましたけれど、沢山の名作を売って財をなした画家です。画才はあっても、子どもの顔を観察することはなかったのでしょう。

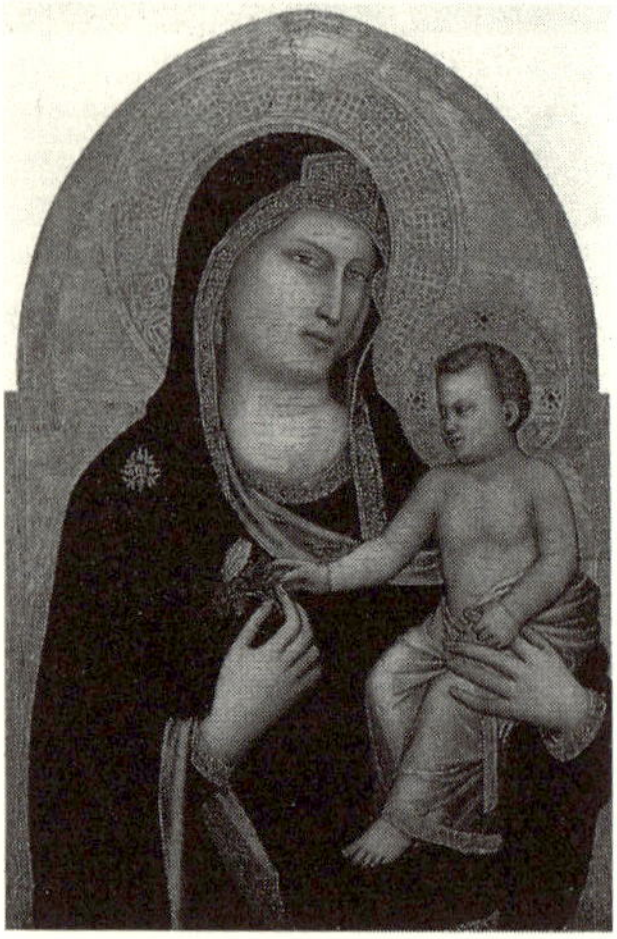

図21

一三世紀日本には、『紫式部日記絵巻』（鎌倉時代の作とされているけれど、詳細年は不明、国立東京博物館）があります。一条天皇と中宮彰子《しょうし》との間に赤子（後の後一条天皇）が誕生し、翌日、彰子の父親である藤原道長が祝賀に参内した日の情景が描かれています（図22）。実物を展覧会で見ましたけれど、ここでは、二〇〇八年に源氏物語千年紀と騒がれて発行された記念切手を掲載しておきます。拡大（図23）しますと、新生児が見えます。単純な線描画ですけれど、赤ちゃんらしさが捉えられています。余談ですけれど、彰子は太皇太后まで昇りつめ、わが子が皇位に就いた年に出家、上東門院の号を賜っています。

一三世紀日本では、一二七三年に仏師康円《こうえん》が彫ったとされ

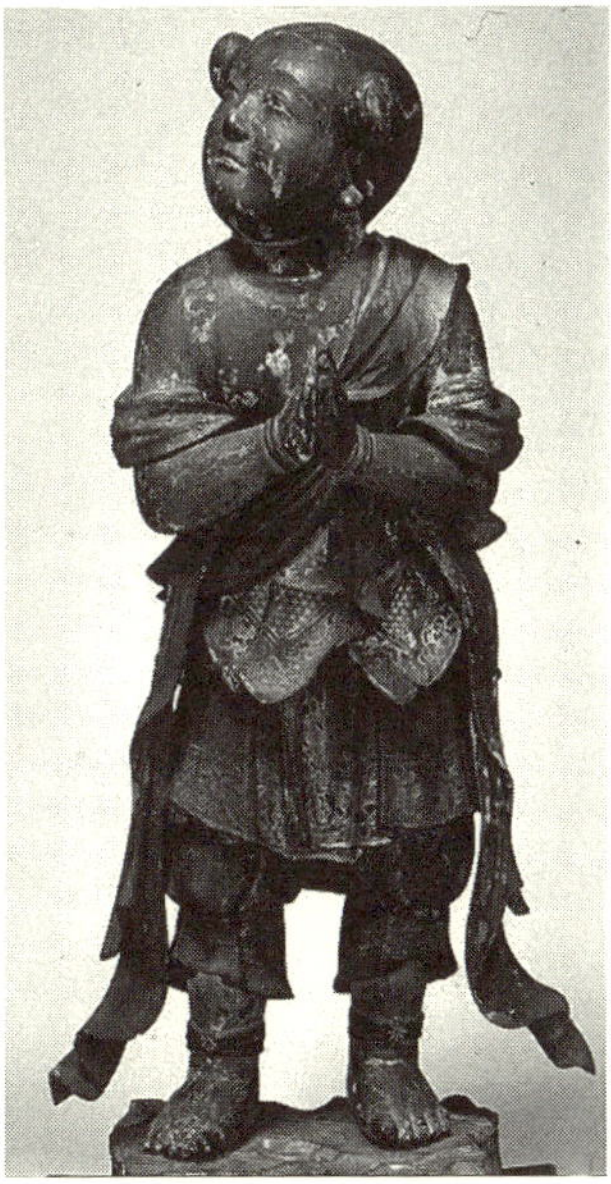

図24　善財童子

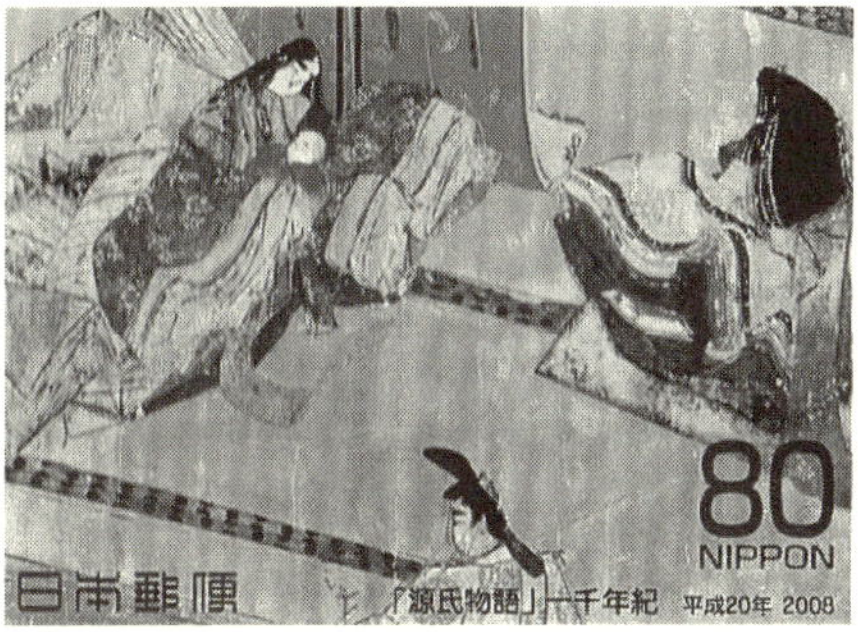

図22　聖母子

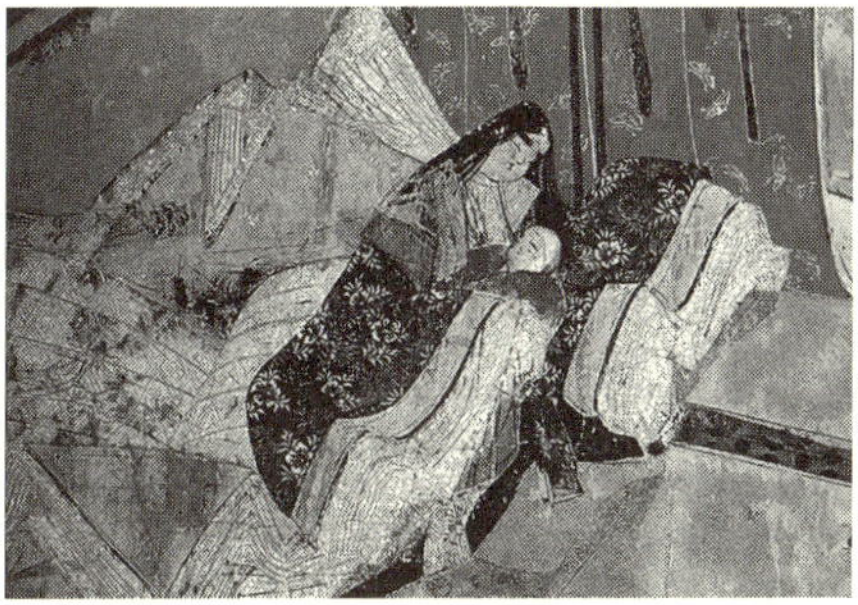

図23

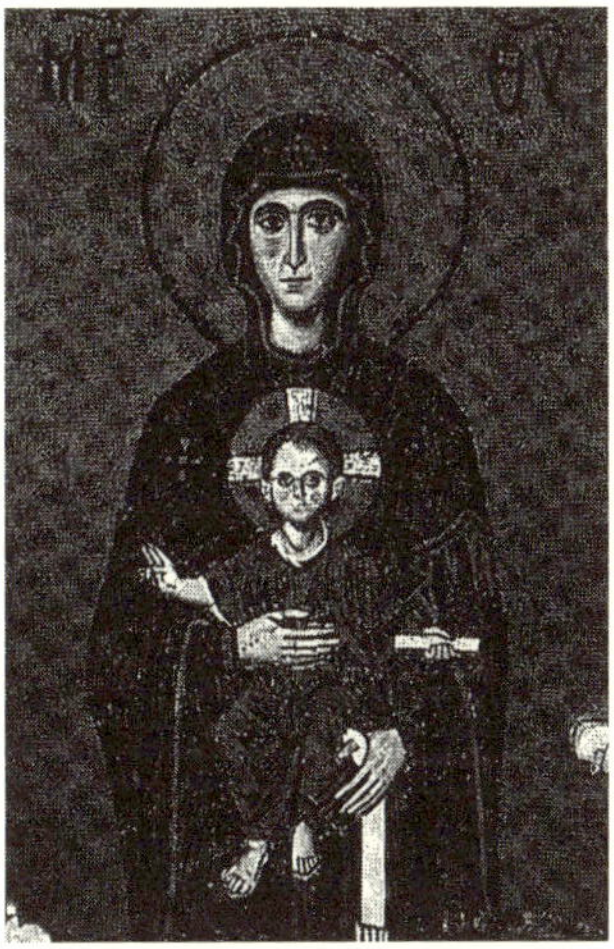

図25　聖母子像

ている『善財童子』（図24、国立東京博物館）をご紹介しておきましょう。文殊菩薩騎獅の侍者立像の内の一体で、仏教界では一番有名な子どもとされています。善財童子《ぜんざいどうじ》は五三人の善知識（指導者）を巡り歩いて教えを請い、悟りを開いたと、華厳経に記述されています。

図25は、アヤ・ソフィア（Hagia Sophia）というイスタンブール（＝コ

ンスタンチノーブル＝東ローマ帝国首都＝ローマ文化圏の東端）のカテドラルに残るモザイク画です。このイエスは、どう見ても幼児顔でも少年顔でもありません。

　中世以前の聖画は信仰の対象だから幼児顔にはしなかったのではないかという人もおられたので、西欧と抗争するつもりはありませんけれど、日本の宗教表現も一点、お目にかけておきましょう。図26は、『誕生釈迦仏立像』（奈良の悟眞寺所蔵）です。六世紀に制作されたとされています。お釈迦様は生まれてすぐに七歩歩いて、右手を上に左手を下に伸ばして「天上天下唯我独尊」と述べたという話があります。その伝聞を立像にしたものなのでしょう。割と童顔ですね。

　西欧と日本における子ども顔の表現に読み取る差異は、宗教的理由によるものではないと考えて宜しいでしょう。

　彫刻作品をご覧いただいたついでに、他の中世作品も御覧頂いておきましょうか。

『制多伽《せいたか》童子《どうじ》』（図27、一一九七、金剛峯寺）という運慶による彫刻作品、凜々しい少年の顔貌が彫琢されています。八部衆立像という作品の一部で、内二体は一二世紀に補作され、この制多伽童子を含む六体は運慶の実作であると

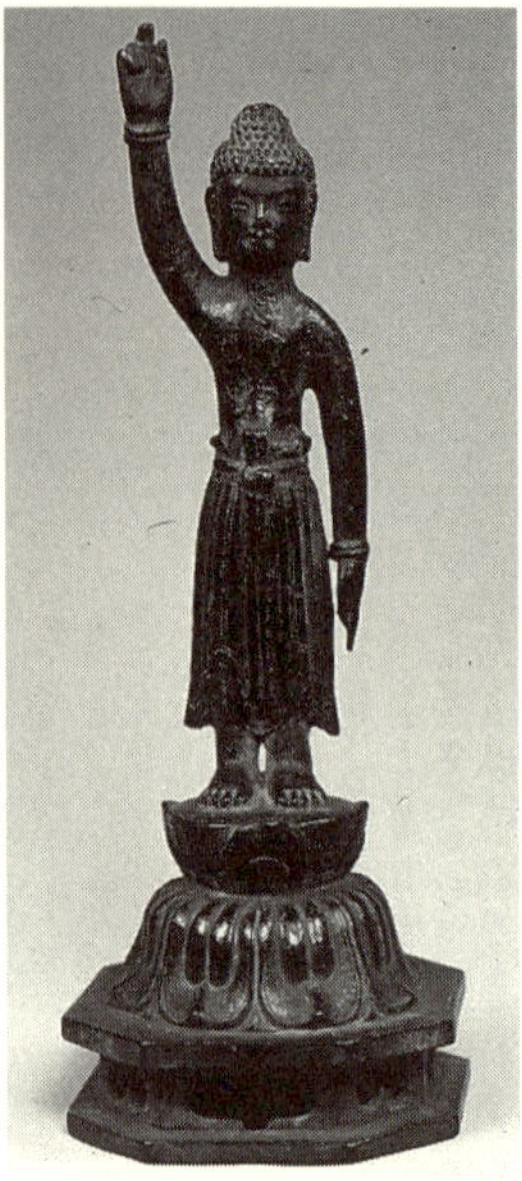

図26　誕生釈迦仏立像

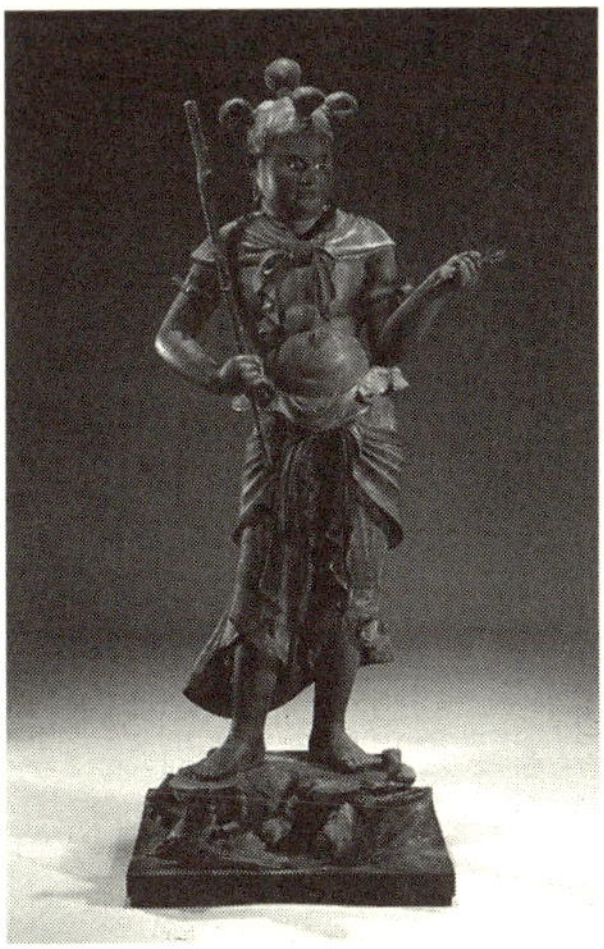

図27　制多伽童子

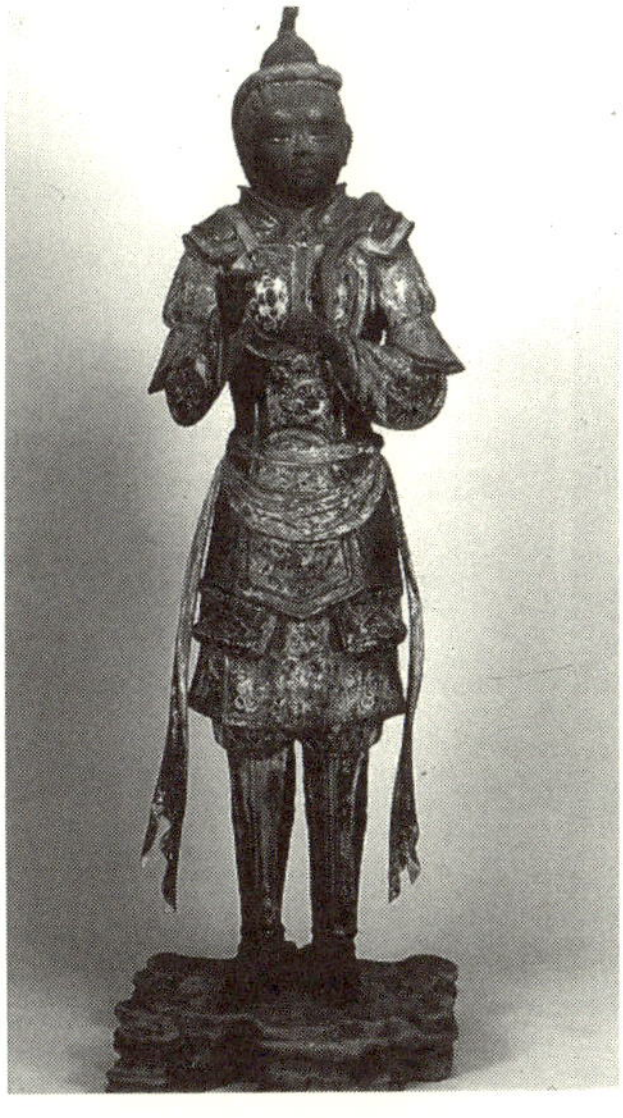

図28　沙羯羅

専門家は鑑定しております。

八世紀の作品もお目にかけましょう。八世紀前半の作とされる作者不明の沙羯羅《さから》（図28、七三四、興福寺）、これも少年の強さが彫り込まれています。

興福寺宝物殿へお出かけになる方は、阿修羅像を第一の目的になさる方がとても多く、その前は人の流れがいつも滞っています。その左隣に沙羯羅像がひっそりと佇んでいます。渋滞に苛立つことなく、ゆっくりとこの少年と対面なさってください。

三　土の中に眠っていた子どもの姿

芸術作品としてはこの辺りまででしか遡ることができておりません。だけど、もっと古い縄文前期（一五〇〇〇〜三五〇〇年前）、縄文中期（三五〇〇年〜二五〇〇年前）の間に赤子の手形や足型を刻んだ土製品が複数の遺跡から発掘されています。

図29は、青森県六ケ所村の縄文遺跡から発掘された赤ちゃんの手形土製品です。紀元前二〇から一〇世紀の間（縄文中期、いまから三五〇〇〜二五〇〇年前）の地層から出土しており、当時の成人体形から比較推量して、専門家は生後一〇〜一二カ月の赤子の手だと鑑定しています。

ほぼ楕円形に美しく成型されており、手首側の端に穴が開いています。革紐を通せばお母さんのペンダントになった、というのは空想の走り過ぎでしょうか。縄文時代、男性は狩猟採取に出かけ、女性は土器や籠などを製作する分業が行われていたという生活様態が定説ですから、その可能性は低くはないでしょう。乳幼児死亡率が非常に高かった時代ですから、お母さんにとって願望の結晶だった作品と想像しても不思議ではありません。

図30も、同じく赤子の手形土製品両面で、山形県村山市で四千〜五千年前の地層（縄文前期）から出土しています。右側が赤子の手、左側は制作時に粘土板を支えた大人（親？）の指型であろうと推定されています。

このような手形・足型の土製品は、東北・北海道の縄文遺跡一六カ所から二五例出土しています。

これらはどのような意図で作られていたのか、縄文学の大家である山田康弘教授（国立歴史民族博物館）に学会で質問したことがあります。「それは、まだ解っていない」というお答えでした。専門家からそのように言われますと、歯止めが効かなくなり、ファンタジーがますます膨らんでしまいます。

縄文時代の子ども観に関連して、もう一つ思い出されることがあります。青森市内にある三内丸山遺跡のことです（アサヒグラフ別刷「三内丸山遺跡と北の縄文世界」、朝日新聞社、一九九五）。広域でさまざまな発見が相次いだので、

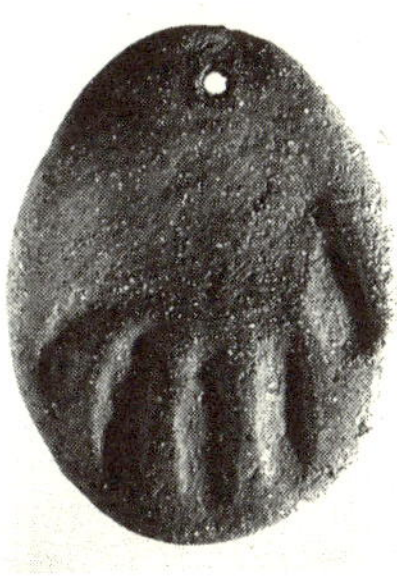
図29

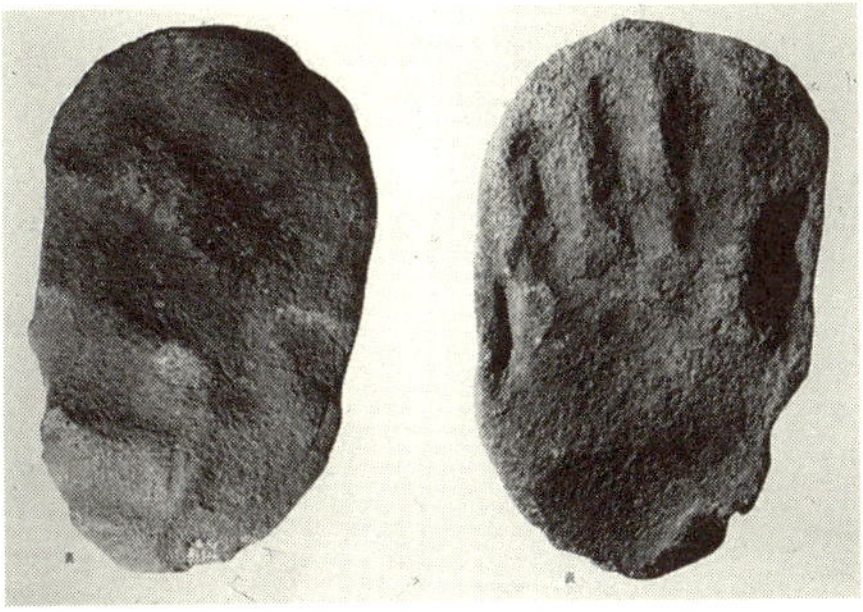
図30

当初は随分騒がれました。今では、いくつかの建物が復元され、立派な資料館が運営されています。ほとんどは、調査を終えて埋め戻されています。
私が一番注目したのは、お墓です。成人の埋葬地は、村から外へ走る街道の両側に並んでいます。おそらくは、有力者が埋葬されたのでありましょう。
ところが、子どもの遺体は甕棺（日常に使用されていた甕の下方に穴が開いたもの。解説によればもう使えないようにと開穴したらしい）に収められて、「集落内」の一カ所に合葬されていました。膨らみのある甕は、妊婦あるいは子宮の形状を連想した故に用いられたのでしょうか。
大人の遺骸は、今でいう「けがれ」のイメージがあったのでしょうか。そして、子どもの遺骸は、いつまでも集落内に留めておきたいという思念が共有されていたのであろうかと感じました。

どうも、先住民を含めて日本列島に住まっていた民々は子どもを慈しむ文化を伝承してきた、そのように考えざるを得なくなってきます。
文学作品においても、欧州と日本との間には大きな違いがあります。日本では、八世紀初頭の万葉集に山上憶良「子等を思《しの》ぶ歌」（巻五）がありますけれど、英語（当時の欧州では、弱小言語）で書かれた最初の文学作品が『カンタベリー物語』（一三八七〜一四〇〇年）とされています。『落窪物語』や『住吉物語』など、一〇世紀の終わりには子ども虐待小説も書かれています。文学の領域では、美術史のような面白い対比を求めることはできません。

因みに世界四大言語という言葉が専門領域では用いられています。それは、現代中国語に繋がる流れ、ラテン語、古代アラビア語、そして日本語を指す用語です。千年も前に使われていた言葉が沢山記録に残っており、少し勉強すれば、今でもその国の人には読解可能な言語、という意味だそうです。日本語と日本文化を大切にしたいものです、児孫のためにも。

詳述は控えますけれど、子ども絵本、欧州文化圏より日本はずっと幅のある広がりを示していたようです。世界最初の子ども向け絵本とされるコメニウスの「世界図絵」（一六五八）は教材的な色合いの強い本と評価されています。刊行年を確かめられている「牛若千人切、はし弁慶」（一六六七）以降、日本では続々と、子どもにとって楽しむことのできる絵本が江戸期を通じて続々と刊行され続けていました（野上暁『子ども学 その源流へ——日本人の子ども観はどう変わったか』大月書店、二〇〇八）。

欧日の対比を語ってきて、なんだかオリンピックのメダル争いのような語りになってきました。そのような想いがないとは申しませんけれど、この辺りで話を終えることにします。ありがとうございました。

本稿は、二〇一三年五月一四日に子どもの虹情報センター（横浜）で講演した記録です。

第六章　子ども史略年表

筆者が読んできた書物の中から目に留まった歴史事象を拾い上げてきた一九世紀までの略年表です。歴史研究家が一定の視座に立って網羅的に描出したものではありません。それでも、それぞれの時代における子どもの位置を推量する助けにはなりましょうか。二〇世紀以降のできごとは、いまどき、情報が溢れておりましょう。拙著（『子どもの精神医学ハンドブック』）にも少し書いておきました。

日本子ども保健史年表

三一八年
親族内殺人に関するローマ法改正により、障害児殺害に対して死刑を適用

七一八（養老二）年
養老律令選定。十歳以下の子は制限無能力者、七歳以下の子は絶対責任無能力者とするよう規定

八二一（弘仁一二）年
藤原冬嗣が、子どもの教育施設として京都に勧学院を開設

八二九（天長六）年一月二二日
空海が、庶民の子どもをも受け入れる学問所として綜芸種智院を左京九条（現在の京都市南区西九条春日町）に開設。藤原三守《ただもり》が二町歩余の屋敷を無条件で寄進した。空

海が八三五年三月に六三歳で他界した四年後、閉鎖となった。庶民の子どもを引き受ける学校の嚆矢。教育原理および運営方法は、空海が『式並所』として記述、写本が山形県上杉神社に現存

九六七（康保四）年
延喜式施行。「凡京中路辺病者孤子は、九箇条条例に仰せて、其見る所遇する所便に従って、必施薬院及び悲田院に送らしめよ」と捨て子対策規定を定める

一〇九三（寛治七）年
この冬、疱瘡が流行し、多数の子どもが命を落す。

一一八〇年
修道士フレールは、保護者の居ない子ども六〇〇人を収容できる施設をフランスのモンペリエに設立した。彼が創作した「回転盤」は後の子どもの捨て場所の原型となった。

一二〇四年
イノセント三世は、テベレ川に捨てられた新生児を救うためにサンタ・スピリト施療院を設立

一四四五年
世界初の孤児院を、メディチ家がフィレンツェに開設

一五七九年
フランスのアンリ三世、「親が同意しない未成年者の結婚は誘拐とみなし、誘拐した者は死刑に処す」と告知

一六二七（寛永四）年
吉田光由が『塵劫記』刊行、本邦初の算術書であり、寺子屋で多用された

一六三八年
聖ヴァンサン・ド・ポールがパリに捨て子施設を開設、後に世界初の子ども病院となる

一六六六（寛文六）年
岡山藩が仮学校を開設。初年は、小侍者（藩士の子）が三名、諸生（庶民の子）が一七名であったが、翌年は小侍者〇名、諸生六五名となる。手習、算用の学習を基本とし、文字讀は希望する者に行った。藩主池田光政は藩内の木谷村・脇谷村等を学校用地の適否に関して検分。木谷村の二七九石余全てを学問所料と定める。

一六六九（寛文九）年
七月二五日、新学校開講式が行われた。諸生一二〇名、小侍者五六名

一六七三（延宝元）年
閑谷学校講堂（現、特別史跡）完成

一六七四（延宝二）年
閑谷学校の聖堂（孔子廟）完成。藩主光政は廃仏興儒政策を進めていた

一六七五（延宝三）年
同校、「定」（校則）を決める。近郷の手習所を全て廃止
一六八四年
ルイ四世は勅令により「父親の懲罰権（親に反抗した子などを精神科病院へ拘禁する、など）」を明示、フランス革命までこれは強化され続けた
一六八七（貞享四）年
一月、徳川綱吉「生類憐み」令を発布。その関わりで捨て子禁令を発布し、同年二月四日にこれの触れが町中に出され、町奉行所への捨て子届が増加
一六九〇（元禄三）年
幕府、棄子禁止令を発布
一六九三年
ジョン・ロックが『教育論』を刊行、「子どもはtabula rasa（タブラ・ラーサ）の状態にある」ことを主張、それまでのキリスト教原罪説に由来する歪んだ子ども観に対して異議を唱える
一七〇三（元禄一六）年
香月牛山『小児必用養育草』刊行、本邦初の育児書とされる
一七一〇（宝永七）年
貝原益軒『和俗童子訓』刊行、本邦初の子ども教育論とされる
一七一一（正徳元年）
江戸町奉行が寺子屋師匠たちを集め、九カ条の布令を発し、翌年これが『正徳御条目』として刊行され、全国の寺子屋で教科書として使用されるようになる。庶民の教育に対する政治介入の最初か
一七一四（正徳四）年
香月牛山（貝原益軒の弟子）『増補絵入小児必用記』六巻を刊行、幼児の養育方法、病気の治療、教育について総合的に記述
一七一七（享保二）年
日本初の民間学問所『含翠堂《がんすいどう》』が大坂平野郷に開設された。郷の有力者七家が出資・創設・運営を行う。後の懐徳堂に大きな影響を与える
一七六二年
J・J・ルソーが教育小説『エミール――または教育について』を出版し、社会の関心を子どもに向けさせ、ロックの提唱を、より具体化して教育・育児のあるべき姿を提示
一七六五（明和二）年
鈴木春信が「玩具絵《おもちゃえ》」を創始。中には立版本と称して、印刷された通りに切り抜き糊代を張ってゆくと、五月飾り

など立体的な玩具が作られたものもあった（プラモデル的玩具の元祖か）

一七七八（安永七）年
高鍋藩が藩校の明倫堂を設立

一七九〇（寛政二）年
石川島人足寄場が本邦の矯正教育の嚆矢とされる

一七九二（寛政四）年
幕府は「学問吟味」と呼ばれる試験を開始。資格試験ではなく学問奨励を狙いとした

一七九六年
ミュンヘンで、生活困窮児へ学校給食が始めて行われ、一九世紀中ごろには各国で行われるようになった

一八〇一年
フランスのイタール『アヴェロンの野生児に関する教育実験、第一報』発表
スイスのペスタロッチ『ゲルトルート児童教育法』を刊行

一八〇五年
ペスタロッチがスイスのノイシャテルに障害児の学校を開設

一八三〇年
米国は初等教育の無料化を世界に先駆けて開始

一八三一（天保二）年
一一月　津山藩主となった松平斉民がロシアの育児院を知り、「引出附の箪笥の如き箱を設置する」こと（「赤ちゃんボックス」に関する本邦初の発想か）を諮問。資金調達が困難であったため実現せず

一八三三年
英国大蔵省は学校建築費の半額を国庫補助とする。同国史上初の教育への国家介入

一八三七年
ペスタロッチの下で児童教育に携わっていたF・フレーベルがドイツのバード・ブランケンブルグに教育遊具製造販売施設を開設

一八三九年
英国枢密院に教育委員会（Committee of the Council on Education）設置、学校現場が遵守すべき各種国家基準を順次制定
フレーベルが「幼年期と少年期の創造的活動衝動を育むための施設」を開設

一八四〇年
フレーベルは、上記施設をKindergartenと改称。以降、英語圏でもKindergardenとしてこの語が通用することになる。

一八四一年
グッゲンビュールがスイスに精神遅滞児の特殊教育所（クレチン病対象のコロニー）を開設
フランスのセガンが精神薄弱児教育を組織的に開始

一八四六年
英国で、見習い教師制度（初等学校修了の一四～一七歳生徒を雇用し、五年間の見習い期間終了後師範学校へ進学させる）を枢密院教育委員会の名で開始

一八五一年
キンダーガルテンという思想の新しさを恐れる者が批判を強め、政府は幼稚園禁止令を発布。フレーベルは失意の内に、翌年七〇歳で他界

一八五五年
デュラン・ファーデルが子どもの自死二六例に関する研究を報告

一八六〇（万延元）年
七月一三日、江戸下谷種痘所を官立とし、幼児の種痘を奨励
英国、教育令（the code of education）を発布

一八六二年
英国教育史上に多くの批判を伴って名高い教員の「出来高払い制」を導入した改正教育令を発布

一八六八（明治元）年
明治政府成立。新政府は堕胎禁止令を公布
三月一五日、学校掛を置く（王政復古を各国公使に通告した三六日後）
一二月一〇日、学校取調御用係を置く
一二月、京都府は「棄児の禁」を発令
金沢では最初の児童養護施設「慈善院」開設
一七歳で欧米へ公費留学していた森有礼が帰国、後に初代文部大臣
戊辰戦争で、一〇代前半の少年少女が多数戦死

一八六九年
一月一四日、木戸孝允が「普通教育の振興を急務」とすべき建言書を新政府に提出
一月二〇日、沼津兵学校が付属小学校を開設
五月二一日、京都府は市内の各町に小学校を開設するよう告示。五月二一日、京都初の小学校として「上京第二拾七番組小学校」（後の柳池小学校）開校（町衆の構想、寄付・土地提供により創設された）、この年末までに京都市内で六四校が開校。各学校に筆道師（習字）、句読師（日本語の読み方）、算術師が配置されていた。何れも学校火消し（消防）、区内を警邏する見回組が詰める部屋（町役溜）を兼ねていた。

一一月二一日、京都市内の小学校に、学校維持のために会社を設立することを認める
槙山淳道医師の指導を受け、箱館の有志が育児講を開設し、捨て子の養育を開始
堕胎禁止令公布

一八七〇年

二月、出石藩、七月に豊岡藩（共に、現兵庫県豊岡市）が女学校を設立
六月八日、東京府は府下に小学校を開設する旨布達、七月八日には芝増上寺、市ケ谷洞雲寺など、六校開設
日本の貧困家庭から子どもを買い取って海外へ連れ出す清国人による事件が続発、九月に政府は厳重取り締まりを命令
英国が初等教育法を制定。義務教育ではなかったが、義務化の条例制定権を地方の就学委員会に付与
スキャンダルを契機として、英国で「未婚の母の家」児童保護協会が設立された
金沢藩が小学校六校を開設
大学規則、中小学校規則が制定される。欧米風の最初の学校規則。
鹿児島、熊本、岡山、金沢、新潟に公立病院が設立され、それぞれに医学校を併設

一八七一年

三月五日、大阪初の小学校として平野町幼学校開校
四月、戸籍法が制定され、勘当制度（親がわが子を家から追放する）が消滅
八月六日、棄児養育給与法、一五歳まで養育米を支給するよう通達
九月、全国の藩校が廃止となる
九月二日、文部省開設、初代文部大輔は江藤新平
東京に初の官立女学校として共立女学校設立、生徒は八〜一五歳
太政官達第三〇〇号で、捨て子を養育する者に対して〇歳より一五歳まで年七斗の米を公費支給すると定める。
「乳母いらず」のキャッチフレーズで、哺乳瓶が東京で始めて売出された

一八七二年

一月一一日、学校取調掛を任命（箕作麟祥ら一一名）
三月九日、文部省に医務課を置く
四月、京都市川端丸太町に「新英学校女紅場」が開設される。女学校の第一号。現在の京都府立鴨沂高等学校
七月四日、東京師範学校を設立し、九月に諸葛信澄を校長に任命、小学校を併設
八月二日　文部省が学制を交付、第二九章には「其他廃

人学校アルヘシ」と表記
八月二日、文部省が一〇九章（現在の《条》に相当）からなる学制を公布、
九月五日、「学制」頒布。全国に八大学を置き、一大学を三二中学区、一中学を二一〇小学区とする。中学区に教育行政地方官吏を置き、地域の名望家を任につかせた。第二九章には「其外廃人学校アルヘシ」とある。同法と共に出された太政官第二一四号布告に、「自今以後、一般の人民、華士族農工商及婦女子、必ず邑に不学の戸なく、家に不学の人なからしめん事を期す」とあり、全児童が就学することを目指している
一〇月二日、文部省、教科書編成掛を設置
一〇月九日、最初の中学校として東京に日比谷中学校が開校
一〇月一〇日、文部省の経費年額二〇〇万円と定める
一一月一五日、上田峻経営の上田女学校で男児の入学を認める。男女共学の最初
東京府養育院設立
小学校の受業料を月五〇銭および二五銭とする。一八七六年に授業料と改称
横浜で最初の孤児院として、フランス人の「幼きイエス会」修道女ラクロットが「仁茲堂」を開設

英国で、児童生命保護法が制定された（一八九七年、改正）

一八七三年

一月一〇日、徴兵令発布（免役条項に「白痴」が記される）
一月一五日、師範学校附属小学校の生徒募集開始
三月二三日、文部省に医務局を置く
六月一九日、鳥取県で、徴兵制反対・小学校廃止などを要求して農民が蜂起
六月二七日、徳島県の暴動で小学校三四校が焼き払われる
八月二〇日、私学、私塾の開業は、学制規定に従い、文部省の許可を受けるべきと布達
太政官布告により、三児出産の貧困者へ養育料給付を決定（一時金五円）
最初の少年向け作文雑誌『家庭拾芳録』創刊

一八七四年

三月一三日、東京に女子師範学校が設立され、翌年一一月に開校
三月二〇日、文部省、官立学校で日曜日を休校とする
七月三〇日、英国が工場法を制定し、織物工場で一〇歳以下幼年労働者の就労を禁止
本邦初の翻訳育児書と言われる『子《こ》どもそだて草《ぐさ》』刊行
医制公布により、産婆の免許規定が主要都市より施行

開始
ニューヨークで継母に折檻されて追い出され、徘徊していた九歳の少女メアリー・エレン・マコーマクを米国動物愛護協会（ASPCC）が保護
海軍兵学校が「競闘遊戯会」を開催、学校運動会の最初とされる。一般の学校へ普及し始めたのは明治二〇（一八八七）年前後から

一八七五年

一月八日、学齢を満六歳より満一四歳までと定める
一月二〇日、小学校扶助委託金を年額三〇万円から七〇万円に増額
二月一三日、平民にも必ず姓を称するよう布告
五月、津田仙ら、楽善会を設立、後の東京盲唖学校
六月、文部省所管の衛生行政事務を内務省に移管
一二月、京都、第三十番組小学校に幼稚遊嬉場を開設、最初の幼稚園
京都、第一九番組小学校の訓導古河太四郎、山田平兵衛の寄付により、京都府待賢小学校に音唖教場を開設、独特の手話法を用いて初の聾唖教育を開始
英国、児童虐待の象徴と言われていた煙突掃除に従事する子どもを解放
小学校は二〇、六九二校、内四割が寺院を借用、三割は民家使用、一校の児童数平均六〇人程度
学制によるピラミッド構造は郵便制度でも同様の方策が取られ、この年学区取締は二五六七人（中学区数）で、二年後の郵便局が二九一四局だったことから、両制度が並行して進められたことがわかる

一八七六年

三月、大阪府病院で初の産婆教育を開始
四月一日、満二〇歳を成人（丁年）と定める
九月一三日、慶応義塾出版から『家庭叢談』刊行され、以後、家庭ということばが広まる
一〇月一二日、豊田芙雄子、幼稚園保母の選任職となる、保母の第一号
一一月一四日、東京女子師範学校内に付属幼稚園を開設、二～六歳の子ども約七五人が入園、保育料は月二五銭。組織的幼稚園として本邦最初のもの
文部省は幼稚園教育論として『幼稚園《おさなごのその》』（桑田親五訳）を刊行、本邦における幼稚園教育書として初のもの
神戸文哉訳『精神病約説（全三巻）』刊行、一八七二年に刊行された内科全書にモーズレーが記述した精神病論を邦訳したもの。子ども関連記述としては、知的障害に相当するもの（中巻）、クレチン病（中巻）、一〇～一二歳の入院児は先天異常やてんかんを伴うことが多いので予後

が良くない（下巻）という指摘のみ
福田会設立、三年後に育児院を開設
英国は教育法（サンドン法）を公布、未就学者の就労を禁止

一八七七年
二月一日、東京女子師範学校に附属小学校を設置。九月二〇日、授業を開始
三月八日、小学校補助金を年額四二万五千円に減額
三月、小学生の投書作文誌『頴才新誌《えいさい》』創刊。月二回刊行、一冊二銭
大阪の小学校に夜学開設

一八七八年
五月二四日、京都に盲唖院開設
九月六日、文部省学務課に体操取調係を置く
一一月一日、東京女子師範学校において初めて体操術を施行
関信三『幼稚園創立法』を刊行、日本人による初の幼稚園に関する書物
文部省年報に、正規に小学校を卒業する子どもは一〇〇分の三程度と記述し、小学校の試験制度への危機感が表現されている

一八七九年
二月、東京府病院で養成された産婆三〇人が卒業、内務省より産婆としての本免状下付される
五月、文部省吏員および直轄学校校長・教員等に、その職務外の政談講学を目的とする集会開催を禁止
九月、学制を廃止して教育令制（全四七条）を公布、義務教育を一六カ月とする。「生徒試験ノトキハ父母或は後見人等其学校に来観スルコトヲ得ベシ」と表記して、子どもの試験状況の可視化を明示する。第四六条に「凡そ学校に於いては、生徒に体罰（殴るあるいは縛するの類）を加うべからず」とある（体罰禁止先進国というフランスより八年早い）。
一〇月七日、文部省音楽取調掛を設置。一八七五年七月一八日より師範教育研究のため米国へ派遣され、このとき東京師範学校校長であった伊澤修二を音楽取調御用掛に任ずる
「福田会育児院」開設。児童養護施設となって現在に至る（本郷の麟祥院内）

一八八〇年
三月一三日、楽善会則盲院が授業開始
五月、小崎弘道が東京基督教青年会（ＹＭＣＡ）を結成。大阪は六月に

八月三〇日、文部省は、不適当と認めた小学校教科書二七種の使用を禁止する旨、通達
教育令を改正して義務教育を三年に変更
一二月一八日、文部省、国安妨害・風俗紊乱の書籍を学校教科書として不採用を指示
英国、教育法を改正（マンデラ法）。就学委員会を設置し地方当局に義務教育条例制定を迫る。就学義務年齢は五～一〇歳
一二～一六歳の少年懲治場が設置された（少年法制定は一九二三年）

一八八一年

一月七日、佃島監獄署内に少年受刑囚のための学校が開校
一月三一日、小学校教員免許状授与方心得を定める
東京の本所協会内に孤児を対象とする敬愛小学校が設立
五月四日、文部省、「小学校教則綱領」を定め、初等・中等・高等科に区分し、修身を重視。教育内容を文部省が規定した最初のもの
二六日、東京職工学校設立、翌年一一月一日に授業開始。後の東京工業大学
六月一八日、政府は小学校教員心得を全国に下付し、国家主義的強化を教員の本分として示す
七月二一日、学校教員品行検定規則制定
東京の本所協会内に孤児を対象とする敬愛小学校が設立

一八八二年

二月、天皇、儒教主義的教育方針を貫徹するよう文部卿に指示
六月、ロシアは年少労働者の就業制限規則を制定
一〇月、文部省、男子官立学校の制服を制定
文部省、女学校の教科を男子中学校より低くするよう全国へ通達
フランスに、義務教育制度が制定された

一八八三年

一月、三重県津の中学校卒業祝賀会で中学生が不敬の言動を示したとして、重禁錮三年六カ月の判決
六月、ドイツ連邦疾病保険法が制定される。疾病・出産に関する保険として世界初
七月三一日、小・中・師範学校の教科書採択の認可制を施行
渡辺嘉重が、茨城県猿島郡に子守学校を開設、働く子どもを受け入れる本邦初の学校とされる

一八八四年

二月一五日、文部省、学齢未満幼児の小学校入学を禁じ、幼稚園設立を勧奨

八月一日、池上雪枝、大阪市北区松ケ枝町三四番地に本邦初の感化院「神道祈祷所」を開設。池上の他界により、一八九一年に閉鎖
一一月、小学校教則綱領を改正、土地の事情によって小学校で英語教育初歩を行うことが認められる。小学校における英語教育の最初

一八八五年
三月、石川県は貧困児童のために夜学設置心得を制定
一二月二二日、内閣制により森有礼が初代文部大臣となる（それまでは、大政官制により参議が文部卿を兼務していた）
学校で兵式体操を実施することになり、一九一三年にはこれを「教練」と改称
兵式体操振興策により、学童の服装の洋装化が進む
富山県の杉本秀能が一八歳で小学校長に就任、県内初の女性校長

一八八六年
四月一〇日、文部省、師範学校令・中学校令・小学校令および諸学校通則を公布
小学校令によって、それぞれ四年制の尋常・高等小学校へ編成替えとなった。この改正によって、帝国大学を頂点とするピラミッド的階層化が始まる
五月一〇日、文部省、教科用図書検定条例を公布、教科書検定制度開始
一二月三日、帝国大学精神病学教室開設
森有礼文部大臣の指示により、小学校の教科書は全て検定を受けることとなる
第一次小学校令が公布され、就学義務の猶予規定が示され、事由として「疾病」が記された
東京府指令第八一一二号により、府下全ての棄児、迷子を東京府養育院で救護することになる

一八八七年
エミール・ハウスクネーヒトが帝国大学文科大学に着任し、ヘルバルト教育学を紹介
エミングハウス『児童期の精神障害』（全二九三頁、ラウプ社）を刊行。世界初の児童精神医学教科書
九月二二日、石井十次夫妻、岡山市三友寺に「岡山孤児院」を設立

一八八八年
一月、小学校の学科に兵式体操実施を明文化
八月、尋常師範学校準則を定めて、修学旅行を法制化
固定式黒板が小学校に初登場
モロー『子どもの精神病』を刊行

一八八九年

二月一六日、五日前に森有礼が暗殺されたため、大山巌陸軍大臣が文部大臣を兼務。同年三月二二日まで

四月、長野県松本尋常小学校に落第生学級を設置。初の特別支援教育か。一八九四年三月に廃止

一〇月九日、文部省、教員・学生・生徒に対し、講義、演説で現行の政務事項の可否を論じることを禁止

同月、山形県鶴岡町の僧侶が各宗協議の上、「恵まれぬ家庭の子弟教養のため」（記念碑文言）貧窮家庭の子弟に教育を提供するべく、学校令に準ずる私立学校として私立忠愛学校を大督寺（藩主酒井家の菩提寺）境内に設立、本邦初の学校給食を実施、一九四五年までまで継続した。

米国人ハウ女史が神戸に頌栄幼稚園および保姆伝習所（現、頌栄短期大学）を設立。本邦初の保母養成所

前年モローがフランスで刊行した書物の独訳刊行

大日本国憲法発布に伴って徴兵令が改正され、満一七歳以上の男子に兵役義務を課す

三重県尋常師範学校（現、三重大学教育学部、津市）生徒一一六人中七〇余人、約六〇パーセントが脚気に罹患、菰野町に転地療養させた。一カ月余り後に快癒に向かった。病弱児学級の起始であろうか

英国、児童虐待防止保護法を制定

一八九〇年

四月、長野県松本尋常小学校に落第生学級を設置

被仰出書《おおせいだされしょ》発令、子ども全員の就学を規定

五月二三日、神戸市葺合村に行路病者や孤児を修養保護するための「神戸貧民救済義会」が設立され、一八九六年「神戸孤児院」、一九四二年「神戸真生塾」と改称され、現在に至る

六月、赤沢鐘美、仲子夫妻、わが国最初の幼児保育施設を開設。すでに自ら開設運営していた、公立学校に通学できない子どもたちの学習塾「新潟静修学校」へ通う子どもが、幼い弟妹を学校へ連れてくることへの対応として

一〇月三〇日、教育勅語渙発

一二月二三日、東京盲唖学校訓導の石川倉次が日本訓盲点字を完成

能勢栄『学校管理術』刊行、「生徒ニ属スル躾方ノ方法」として秩序・勉強・従順・清潔・とともに「自治」を挙げた

日本教育研究会発足（外山正一、元良勇次、高嶋平三郎らによる）

被仰出書《おおせいだされしょ》発令、子ども全員の就学を指令

小学校令が改正され、第二五条で市町村の小学校設置義

務が確定
鳥取県気高郡美穂村に、筧雄平が本邦初の農村託児所開設
英国、反論の多かった出来高払い制による国庫補助を廃止し、学校へ一括補助金制度を導入

一八九一年

一月、叢書少年文学第一編として巌谷小波の「黄金丸」が発刊。一八九四年までに三二編を刊行
一月二九日、文部省、高等女学校規定を公布
六月一七日、小学校祝日大祭日儀式規定公布。祝祭日学校儀式の規定を制定し、学校行事に際して天皇写真掲揚、校長による教育勅語朗読、君が代斉唱を指示
一一月、石井亮一、一〇月に発生した濃尾大地震による孤児収容のため東京滝乃川に「三一孤女学院」を創設。同年一〇月二八日に発生した濃尾大地震による孤児一六名を収容、この内二名が知的障碍児であったため、知的障碍児施設に変更することを検討し、自ら一年間渡米して類縁施設を視察してきた
愛媛県の望月大祐が本邦初の眼科医によるトラホーム検診を実施
松山夜学校開設、夜学の最初か

一八九二年

四月、塘林《ともばやし》虎吾郎、熊本市内に困窮者子弟のための夜学校ころとして「貧児寮」を開設。一九二八年に大江学園となって現在に至る
九月、石井亮一、「孤女学園」を北豊島郡滝野川村七四三番地へ移転して知的障害児施設に変更し、大日本婦人教育会付属尋常小学校開設
一〇月、熊本県で、キリスト教の洗礼を受けた小学生が退学処分となる

一八九三年

四月六日、大分県尋常中学校生徒が、校長に対する反発から辞職を要求
五月二日、文部省は官公立学校の生徒が職員の転職・辞職を要求した場合、厳重に処分するよう訓令を発した。
このころ学校騒動盛

一八九四年

一月一二日、文部省は道府県直轄学校に対し、生徒の校長、教員に対する反抗、同盟休校等について厳重に取締るよう訓令
四月、大阪尋常中学校の生徒が校長の転任を集団で府会に要求。この年、下関の商業学校（五月）、愛知県尋常中学校（一二月）でも同様の騒擾発生

六月一二日、実業教育費国庫補助法公布
九月、呉秀三が『精神病学集要』を刊行、教育と医学の関連について言及
文部省訓令第一号により、夜学校や日曜学校等による教育の普及を勧奨。同訓令により、試験の反復によって席順を変更するなどの方途は「過度に生徒の神経を刺衝するの弊あり」と下達し、試験制度の軽減を命じた。訓令に先立つ一カ月前に、日清戦争が勃発していたことに由る、とされている
高等中学校という表現を、「高等学校」に変更。
浜田玄達（帝国大学医科大学産科婦人科学教授）が、本邦初の産婆養成所である東京産婆学校を開校

一八九五年

一月二九日、文部省、高等女学校規則を公布
九月二三日、三重県は、里子等実父母以外の者が六歳未満の子どもを養育する場合、警察署へ届け出て、その監督下に置くものとする「育児保護規則」（県令第三六号）を公布。以後、京都、徳島、鹿児島など一七府県が同様の規則を制定
高島平三郎ら、日本教育会内に児童研究組合を設立（後の日本児童研究会）
文部省「小学校机腰掛ノ寸法及配置」を公布
英国でボースタル制度開始。一六〜二三歳の青少年犯罪者に対して個別処遇を中心とした
南オーストラリア州議会で少年裁判所案が通過

一八九六年

一月八日、衆議院は、清国からの賠償金の一部を普通教育費に当てるよう建議、同二〇日に貴族院も可決。
二月七日、日清戦争における戦死者の遺族には小学校授業料を免除するよう通知
四月、保育研究を目的とする保母団体「フレーベル会」設立。一九〇一年に機関誌『婦人と子ども』創刊
長野市尋常小学校に促進学級として晩熟生学級を特設
アイルランド『子どもの愛情』を刊行
学校令施行以降、試験が頻繁で厳しく、実質的就学率は一八八一年までで二〇パーセント程度でしかなく、その後の一〇年間は三〇パーセント台が続き、この年にようやく五〇パーセントに到達した

一八九七年

一月一一日、文部省、学校清潔方法を訓示
三月一日、片山潜が東京市神田に「キングスレー館」を開設、幼稚園、小僧夜学校などの事業を始める
一五日、学生生徒身体検査規定を制定し、直轄学校には年二回の定期検査を義務づける

同月、孤女学院は「滝乃川学院」と改称し、「白痴教育部」を設置
五月四日、学校教育を監督するため、道府県に視学を配置
九月、石井亮一、「狐女学園」を」滝野川へ移転し、正式に知的障碍児施設へ変更。大日本婦人教育会所属尋常小学校を開設、施設名を「滝乃川学園」と改称。付属保母養成所も開設
一一月一〇日、市町村立小学校の授業料を三〇銭以内に制限
留岡幸助『感化事業の発達』を刊行（非行少年矯正事業に関するわが国最初の書物）

一八九八年

一月、「公立学校に対する学校医設置」の勅令発布、四月一日施行
三月四日、文部省、学校教員の政治関与を厳禁
八月六日、石井亮一が、白痴教育研究のため米国へ出発
一一月、雑誌『児童研究』が、高島平三郎を中心として東京教育研究所（神田区淡路町一の一）の機関誌として創刊された
一〇月二二日、小学校教育費補助法を公布
全国の公立小学校に、一名ずつの学校医を置くことを定め、身体検査等を行うため専用の部屋を設けることが提唱された。これは一九三四年の小学校令施行規則により、「衛生室」と呼称されるようになった
博文館が、雑誌「中学世界」を創刊。商業雑誌の嚆矢である「国民の友」は同社より一八八七年に創刊されていた。

一八九九年

二月六日、高等女学校令公布
二月二六日、学校医職務規定を制定
一〇月、雑誌『児童研究』が東京教育研究所（牛込区矢来町3番地）より創刊（一九七七年、第五六巻で終刊となる）
一〇月二三日、小学校教育費補助法を公布
全国に六校ある高等学校の合格率が二・〇倍となる。以後、倍率は上昇し続ける
シカゴとデンヴァーに最初の少年裁判所が設置
マネメ（Manheimer）『子どもの精神障害』を刊行
留岡幸助、東京府巣鴨村に私設感化院として「家庭学校」を創設
小学校で「身体検査」を開始
教育専門雑誌として、「教育学術界」「教育実験界」創刊
産婆免許制度が全国統一施行
ブルックリン・チルドレンス・ミュージアム開館、チルドレンズ・ミュージアムの嚆矢

一九〇〇年

一月、野口幽香が、東京麹町六番町に貧困家庭の子どもを対象に「二葉幼稚園」を開設（一八九三年二宮和歌による「神奈川幼稚園」、一八九五年神戸のタムソンによる「善隣幼稚園」の先例があるという）

三月七日、未成年者喫煙禁止法施行

三月、感化法公布、各県に感化院設置を規定

四月、文部省、学校衛生課を設置（初代課長は三島通良）

六月、第三次小学校令が公布され、就学免除事由として「瘋癲、白痴又ハ不具廃疾」とある。「国語科」が誕生。一校当り一〇〇坪以上の体操場（運動場）設置を義務化。同時に、義務教育段階の授業料がようやく無償となる。小学校施行規則の制定で、試験による競争を大幅に制限することになった

京都市学校医会発足、この種組織として最初のものか

エレン・ケイ、『児童の世紀 Barnets århundrade』を刊行（邦訳は一九一六年）

大村仁太郎『児童矯弊論』を刊行

衆議院議員根本正は第一五回帝国議会に「未成年者飲酒禁止法」案を提出。反対者の妨害により果せなかった。第一五回議会で衆議院を通過したものの貴族院で廃案となり、一九二二年に第二四回議会でようやく成立

一九〇一年

三月、兵庫県学校医会開催、催事としては全国初の試み

四月一日、北海道でアイヌ児童教育規定を実施、教育の本格化と同時に内地人との差異化も明瞭化

東京市本郷に私立女子美術学校開校、後の女子美術大学

二〇日、成瀬仁蔵ら、日本女子大学校を設立、初の女子大学（法律上は専門学校）

一一月、ドイツのK・フィッシャーがワンダーフォーゲル運動を提唱、人気を集める

雑誌『中学世界』創刊

一九〇二年

一二月一七日、小学校教科書採用をめぐる府県担当官と教科書会社との贈収賄事件発覚、一斉検挙を開始（教科書疑獄事件）

青森県を襲った飢饉で飢餓に苦しむ子どもを収容すべく、佐々木五三郎は弘前に「東北育児院」を開設

日本児童研究会発足（一九一二年、日本児童学会に改組）

最初の少女雑誌『少女界』創刊

一九〇三年

三月、わが国最初の貧民学校として「東京市立万年尋常小学校」が開校

五月二二日　第一高等学校一年生藤村操が、遺書を遺し

て華厳の滝から投身自殺。新聞雑誌は大いに報じたけれど、当時は唯一の児童青年期専門雑誌であった『児童研究』は二回しか報じることがなかった
六月、渡邉筆子、石井亮一と結婚、一九三七年に滝乃川学園第二代学園長に就任）
一一月、京都市淳風小学校にわが国初の児童図書館創設
文部省、学校衛生課を廃止
『小学校用日本歴史』が検定教科書から国定教科書へ改められる

一九〇四年

四月、石井亮一『白痴児其研究及教育』を丸善より刊行
全国の小学校で国定教科書の使用開始、まず修身・読本・日本歴史、地理の四教科から
六月、神戸市婦人奉公会が「出生軍人児童保管所」を市内二カ所に開設
スタンレー・ホール『青年期』全二巻を刊行、青年心理学の嚆矢とされる（日本語への抄訳は一九一〇年に刊行）

一九〇五年

四月、東京市立万年尋常小学校に特別学級開設（特殊教育に関する最初の試み）
この年、東京帝国大学戸水寛人教授が文部省により休職処分となり、八月以降、文部省による大学人事への介入に対する抗議行動が強まる。東京帝国大学山川健次郎総長が辞表提出。一二月八日に文部大臣が辞職することで一件落着
鈴木治太郎、大阪師範学校付属小学校に教育治療室を設置
岐阜県羽島郡の竹ケ鼻および笠松尋常高等小学校が看護婦を雇い入れる。わが国最初の試み（トラコーマ治療のため。雇料一日六〇銭）
ビネーと医師シモンが知能検査法を開発
東北の大飢饉により、岡山孤児院は八二四名の子ども収容を引き受ける

跋に代えて

七巡目の年男が誕生日に饅頭本を刊行する機会を与えられるとは、夢想だにしなかったことです。

若い世代にも読んで頂きたいと願い、饅頭本という出版業界の裏言葉を説明しておきましょう。物書きを業としている者が、そろそろ命終《みょうじゅう》の期が忍び寄ってきたかと感じるようになると、最後の書物だぞという思いで刊行する書物のことです。予測通りに事が進んだ場合は、会葬御礼とか偲ぶ会の土産として遺族が配布したのでしょう。でも、人生に終止符を打つなど、当人にとって権限外のことです。哲学者の鶴見俊輔氏は、饅頭本として詩集を刊行なさってから尚、十数年に亘り大切な書物を世に問い続けられました。そのような方もおられます。

私がこの先どうなるか、天のみぞ知る。

そのような不可知性に想い巡らせ、本書の成り立ちについて少し述べておきましょう。

いつのころでしたか、川崎医科大学精神医学教室の青木省三教授と雑談していた際（この二人のことですから、血中の酒精濃度も上昇していたことでありましょう）、清水が認知症の彼方に去ってしまえば、日本で児童精神医学の歴史を語るような変わり者も居なくなるのだろうね、とお喋りしたようです。

二〇一六年一〇月、青木教授が会長をお引き受けになり、岡山コンヴェンション・センターで第五七回日本児童青年精神医学会が開催されました。この年の三月、「あの話を教育講演として企画したい、どのようなタイトル表現にしようか」と青木教授から電子メイルが届きました。本書第四章のような表現を電送し、急いで資料集めを開始。

大井書店の大井文博社長にも、百年余り前の書物などを入手することで協力をお願いしました。

教育講演というものは、六〇分という時間制限があり、さしたることも語れるものではありません。学会誌へ掲載される記録にはそれなりに整った表現を遺さねばと一年ばかり、齢の割には資料集めに努めました。生田孝、田中究など、若い世代（私から見て）の仲間も協力してくれました。

いつのころでしたか、教育講演を聞きに来ておられた立石正信社長から、教育講演を軸に一冊纏めないかと声をかけて頂きました。あのように地味な内容では商品にならないだろう、と一旦は辞退しました。でも三〇年ほどお付き合いのある立石さんは諦めることをなさいませんでした。

昨年七月、大阪へ出張予定という連絡があり、では神戸の味をと夕食に誘いました。彼の世辞か演技でもあったのでしょうけれど、「上方の味覚に目覚めた」などと語り、焼酎（彼は、健康上の理由で蒸留酒ばかり飲みますけれど、神戸の和食には《灘の銘酒》が最適）の量も進みました。ほろ酔いが進んだ処で、一言、ポロリと本音を吐かれました。周囲への影響を考え、このときの発言内容をここでは伏せておきます。

そういった経緯を辿って、本書を上梓する結果となりました。歴史を基軸として、これまでに表現したものを整理したり書き足したりして作ったので、部分的に重複表現がいくつも残っています。それらを整理してしまうと、各部における流れが成り立ち難くなるので、そのところはご宥免願います。

私が若くて働き盛りだった時代をご存知の方には、一九六五年に本邦初の思春期外来を開設し継続し精神科医という印象が刻印されているようです。でも本書第一部で語りましたように、今では思春期・青年期への関心も薄らいできています。胎児期から上限は反抗期までの年齢における育ち、加えてその間の母子関係がどのように移ろいゆくのかというところへ関心が集中してしまっております。一つには、身体の問題もありましょう。臨床の場で青年期の人と付き合うには、持続した体力・気力の充実が求められます。

この変節には、同業の方々からご批評もいくつか頂戴しました。高木隆郎先生（元、京都大学）からは、『子どもの精神医学ハンドブック』を刊行した際に、「境界パーソナリティ障害など青年期の精神病理にも言及してほしかった」というお便りを頂戴しました。

牛島定信氏（元、慈恵会医科大学）からは、『子どものメンタルヘルス事典』を刊行した際に、「ボーダーライン（カーンバーグ）、自我同一性（エリクソン）、同一性拡散症候群も取り上げてもよかったのではないか」という書評を書いて頂きました。

私も人の子、齢と共に経験と共に、考えや興味は変化してゆきます。

一九七七年の暮れ、テュービンゲン大学児童青年精神医学講座ラインハルト・レムプ教授からお招きを受け、一週間ばかり同地に滞在しました。ある夕刻（日記によれば、一二月二〇日）、食事を共にしながら、レムプ教授とあれこれお喋りを楽しみました。青年期と児童期は精神医学的に一括できない年ごろだと私が語り、レムプ教授は子どもから青年期まで臨床的に括ることができると強調なさり、討論に結構時間を用いました。レムプ教授が、「いずれにせよ、大人相手の精神科医には、児童青年精神科医療を任せることができないと考える点では、二人は意見を共有しているわけだね」と、笑いながら話を纏めてくださったことを思い出します。このころの私は、青年期問題に関心を集中させていたようです。

だけど、青年期になってから精神科医療の問題を示し始める人は大抵、子ども期に何らかの（主に親子関係における）発達課題を伏在させていた人が多いと気づくようになりました。そのころ以降、気がかりな（興味深く感じる？）主題は、次第に若年期へと移ろいゆきました。

そのような道のりを歩んだ故に、私が「子ども」という言葉を用いる際には、青年期の印象をあまり含まないものとなってきました。第一章で語りましたように、医師として最後の勤務地となった三重県立あすなろ学園でも、入院治療の受け入れは中学校卒業までへと限定することにしました。還暦以降、干支を二巡する間は、私にとって関心域の軌道修正に用いる時間であった、と申せましょうか。

本書は、そのように私が変節してきた経緯の報告書である、と位置付けることが許されましょうか。


子どもが安全に育つことの要件については、第一章の終わりに述べておきました。

地球全体を見て、また全人類を見ても、これまでのように一方向的に進展・成長してゆく道は人類にはもう残されていないことが明らかになってきました。

虐待、貧困、環境汚染などなどの外にも、子どもの育ちを危うくする要因が増えてゆく可能性を、大人が常々考えていなければならない、そのような時代をわれわれは生きています。そのことをお忘れなきように。

清水 將之

二〇一八年弥生晦日

著者略歴

清水 將之……しみず まさゆき

1934年3月31日、兵庫県生まれの児童精神科医。三重県特別顧問（健康福祉部）。

1960年大阪大学医学部卒業、65年同大学院修了、医学博士。大阪府立中宮病院、大阪大学医学部、名古屋市立大学医学部、三重県立こども心療センターあすなろ学園で働いた後、現職。その間、日本児童青年精神医学会理事長・会長、日本精神病理学会理事・会長、NPO法人三重いのちの電話初代理事長、三重県立看護大学理事などを歴任。

『青年期と現代』『改訂増補 青年期の精神医学』『子ども臨床』『子どもメンタルヘルス事典』など、著・編書30冊余り。

私《し》説《せつ》 児《じ》童《どう》精《せい》神《しん》医《い》学《がく》史《し》

子どもの未来に希望はあるか

2018年3月20日　印刷
2018年3月31日　発行

著者 ――― 清水將之

発行者 ――― 立石正信
発行所 ――― 株式会社 金剛出版
〒112-0005 東京都文京区水道1-5-16
電話 03-3815-6661　振替 00120-6-34848

装丁◉臼井新太郎
印刷◉平河工業社
製本◉誠製本

ISBN978-4-7724-1610-8 C3011　

新訂増補

子どもと大人の心の架け橋

心理療法の原則と過程

［著］＝村瀬嘉代子

●四六判　●上製　●300頁　●本体 2,800円＋税

心理面接の構造と実践技法をわかりやすく論じた旧版に、
著者の「最終講義」を併せて収録。
かくして本書こそ、
村瀬嘉代子の臨床の真髄。

新訂増補

思春期の心の臨床

面接の基本とすすめ方

［著］＝青木省三

●A5判　●上製　●270頁　●本体 3,800円＋税

好評の前書を大幅に加筆・修正。
解離性障害、自己破壊的行為、発達障害、薬物療法論を加えた、
思春期精神科臨床の決定版である。

新しい思春期像と精神療法

［著］＝滝川一廣

●A5判　●上製　●280頁　●本体 3,400円＋税

不登校、境界例、いじめ、摂食障害、障害児へのケア等、
子どもの心の発達臨床に長年取り組んできた著者による
初の論文集。